2時間の学習効果が消える！

やってはいけない脳の習慣

小中高生7万人の実証データによる衝撃レポート

川島隆太［監修］
横田晋務［著］

青春新書
INTELLIGENCE

はじめに

皆さんは、

「スマートフォン（スマホ）を1時間使うごとに、算数・数学のテストの点数が約5点下がる」

と聞いたら、どう思われますか？

子どもたちにスマホを持たせることのリスク（危険性）については、スマホを通して自由にインターネット空間を泳ぎ回った結果、悪意を持った大人の餌食《えじき》になり、ひどい場合には犯罪に巻き込まれてしまうなど、犯罪抑止の文脈で語られることがほとんどです。

しかし、私たちが仙台市との共同プロジェクトで見つけてしまったのは、もっと身近なところで、ほとんどの子どもたちにとって、スマホを使うと学力が低下するというリスクが存在するという事実でした。

東北大学は、大学としての社会貢献として、我が国の将来を支える子どもの教育、その教育を支える人材の育成に関する本学の知見を、仙台市の教育行政教育実践の場に提供することを目指し、仙台市教育委員会と連携協力協定を締結しています。この協定に基づき、2010年より、私たちは、「確かな学力育成」に関する連携事業を実施してきました。

確かな学力育成プランでは、IT化の急速な進展や国際競争の激化など社会経済の在り方が大きく変化している中、子どもたちが将来、仕事や実生活で頻繁に直面するであろう、判断に迷う困難な状況を自らの力で克服する力、つまり社会で自立し、「生きる力」を育成することを最終目標としています。

そのために、単にテストの点数を上げることのみを目的とする近視眼的な施策ではなく、社会で生き抜く力、すなわち「基礎的知識」はもちろんのこと、思考力、判断力、表現力等の「応用力」、主体的に学習に取り組む態度である「学習意欲」などを含む広い意味での学力、すなわち「確かな学力」を育成する施策を実現することを目指しています。

しかし、生きる力の根幹を成す大きな要素である「学習意欲」については定量的な評価が難しく、どうすれば学習意欲を向上させることができるのかは、これまでよく分かっていませんでした。

そこで私たちは、脳科学、認知科学、心理学などの東北大学の基礎的な学問と、教育現場等の知見を活用し、科学的に学習意欲の評価と、それを向上させる方策について研究を行うことになりました。

私たちは、仙台市教育委員会が毎年度4月に行う「標準学力調査」に合わせて、生活習慣アンケートの中に学習意欲に関する項目を入れ、すべての仙台市立小学校・中学校の児童生徒、約7万人のデータを解析してきました。

その結果、見えてきたのは、極めて当たり前の事実でした。

学習意欲を向上させるために、私たちは何をすべきか？

ぜひ、この本を最後までお読みいただき、我が国の未来を支える子どもたちを大きく羽ばたかせるために、すべきことは何なのかを共有していただければと願います。

さて、こうした解析の中で偶然発見したのが、スマホ使用が学力に与える深刻な影響です。

私は、正直に言って、データを見て絶句し、自分の子どもたちにスマホを与えたことを大いに後悔し、たとえたくさんの「大人」を敵に回すことになったとしても、このまま見過ごすわけにはいかないという強い思いに駆られました。

これまで何度か記者会見を開き、スマホ使用のリスクに関して情報を広くお伝えしようと努力してきましたが、その都度《つど》、見事にメディアスクラムによって情報は封殺《ふうさつ》されてきました。

明るい未来を担保する子どもたちの健全育成よりも、「大人」たちの今の金儲けのほうが大事な社会に私たちは生きています。

毎日の生活とは切っても切り離せないスマホ。このスマホの急速な普及により、私たちの仕事や生活は大きく様変わりしてきました。

たくさんの情報を瞬時に検索できる、多彩なコンテンツにより楽しく余暇を過ごせる、たくさんのメリットを享受する一方で、スマホべったりの生活に若干の不安を覚えだした方も多いのではないかと思います。

その予感は正しいです。7万人×7年間の調査結果が何を語っているのか、皆さんご自身の目で確認してください。

平成28年7月

東北大学加齢医学研究所　所長　**川島隆太**

目次

第2章 MRIで解明！ 脳が変形してしまう危険な習慣
――ゲーム、テレビの時間と脳の成長の遅れは比例する!?

第3章

脳のやる気スイッチ「線条体」を活動させる方法
――〝やらされ感〟が学力にマイナス効果になる理由

第4章 自己肯定感の高い子ほど学力が高い、のはなぜ？
——脳科学で証明！　自己肯定感を高める親の習慣とは

第5章 朝食のおかずが増えるほど、脳はよく成長する！
——食、睡眠、親子のコミュニケーションと脳の働きの相関関係

第6章

習慣は、生まれつきの脳力に勝る!?
——脳科学研究最前線

本文DTP　センターメディア

第1章

学習効果を打ち消す「スマホ脳」の衝撃

――「スマホ・LINEのしすぎで勉強しないから成績が下がる」のウソ

スマホ使用が子どもの認知機能に与える影響の調査結果

近年、スマートフォンやタブレット型パソコンなどの普及により、私たちや子どもを取り巻くメディアの環境は劇的に変化しつつあります。

中でもスマートフォンの普及率は、パソコンや携帯電話のそれを遥かに凌ぐ勢いです。町中でもスマートフォンを操作しながら歩いている人を多く見かけますし、電車の中では誰もがスマートフォンを取り出し、画面を熱心に見ています。

総務省の「通信利用動向調査」(平成26年)によると、平成11年では7割ほどだった携帯電話の普及率は平成25年では約9割を占めています。

スマートフォンにいたっては他に類を見ない速度で急速に普及し、平成22年当初は1割未満だったのが、3年後の平成25年では実に5割以上の普及率となっています。

ご存じのように、携帯電話やスマートフォンは今や固定電話よりも普及率が高く、一家に1台が当たり前であった固定電話の時代から一人1台といっても過言ではないほどの普及率を誇るメディア機器となりました。

問題は、この普及率が子ども世代に顕著であることです。

スマートフォン、携帯電話、タブレットPCの普及率を年代別に調査した同総務省のデータでは、若年層ほどスマートフォンの普及率が携帯電話に比べて高く、20代は9割、10代の子どもでも実に63％がスマートフォンを所有していることが報告されています。

では、子どもたちは、スマートフォンやタブレットを使って何をしているのでしょうか。最も利用されているアプリは何だと思いますか。

答えは、LINEです。

こちらについても、総務省が行った世代ごとのソーシャルメディア（LINE、Google+、Facebook、Twitter、mixi、Mobage、GREE）の利用率に関する調査によれば、10代の70％が無料トークアプリであるLINEを使用していることが分かりました。

中高生だけでなく、小学生の間でも友達同士の便利なコミュニケーションツールであるLINEは人気で、近年では、LINE上のいじめ（LINEいじめ）や仲間外れ（LINE外し）なども報告されるようになり、「LINE問題」は大きな社会問題となっています。

スマートフォンやLINEが子どもたちに与える影響は、こうした生活面だけではありません。実は、これからご紹介する調査の結果、脳に重大な変化を起こす可能性が明らかになったのです。

我々はスマートフォンやLINEの使用が子どもの認知的な側面である学業成績に与える影響について調査を行いました。

この調査は、仙台市教育委員会が毎年度4月に行う「標準学力調査」に合わせて、生活習慣や学習意欲、学習習慣や家族とのコミュニケーションなどを聞くアンケートを実施し、仙台市の公立小学校、中学校に通う全児童、生徒を対象に調査を行ったもので、約7万人に対して7年間実施しています。

本章では、この調査の中からスマートフォンの使用時間と成績の関係について紹介しましょう。

調査はアンケート形式で、小学校5年生から中学校3年生までの児童、生徒を対象に、「一日何時間使っていますか」という質問に対して自分で答えるという形でデータを得ています。

そして、スマートフォンの使用時間と成績（正答率）の関係、LINEやカカオトーク等の通信アプリの使用時間と成績（正答率）の関係をまとめた図が19ページの1－1、21ページの1－2です（図1－1は、スマートフォンの使用時間と学力との関係で、この使用時間の中には各種アプリの使用時間も含まれており、全体として、一日にどのくらいスマートフォンに触れているのかを表します。さらに、LINE等通信アプリの使用が学力に与える影響を調べるために、一日のLINE等の使用時間のみに焦点を当てた図が1－2です。したがってLINE等を長時間使用する子どもは必然的にスマートフォンの使用時間も長くなります）。

家で2時間以上勉強しても、ほとんど勉強しない子と同じ成績になってしまう！

勉強時間が長い、つまり、たくさん勉強すれば学力テストの正答率は高くなると予想できます。

そこで、勉強時間を一日30分未満、30分～2時間、2時間以上のグループに分けて平均の正答数をグラフ化しました。

図1－1は、スマートフォンの一日の使用時間と正答率の関係をグラフ化したもので、

左が国語、右が算数・数学の正答率をそれぞれ表しています。

この図から、全体的な傾向として、スマートフォンの使用時間が増えると成績は下がっていくことが分かります。

特に、算数・数学では顕著に成績が急カーブで低下しています。

「スマホに夢中になって、勉強がおろそかになったら成績が下がるのは当たり前ではないか」と思われるかもしれません。

はたして、この結果は、スマートフォンのやりすぎで勉強時間が減ったからでしょうか。

この図を横に見ていくと、興味深い事実が見えてきます。

例えば算数・数学の勉強時間が「2時間以上」でスマートフォン使用が「4時間以上」の場合の正答率を見てください。55%です。一方、勉強時間が「30分未満」でスマートフォン使用を「まったくしない」場合の正答率は60%です。

家庭で平日に2時間以上も勉強している子が、ほとんど勉強していない子より成績が悪いという衝撃的な結果になっています。

たとえ2時間以上勉強しても、4時間以上スマートフォンを使っていると、勉強はほとんどしないがスマートフォンを使わない子どもの成績と同じか、それ以下の成績になって

図 1-1　スマホの使用時間と成績の関係

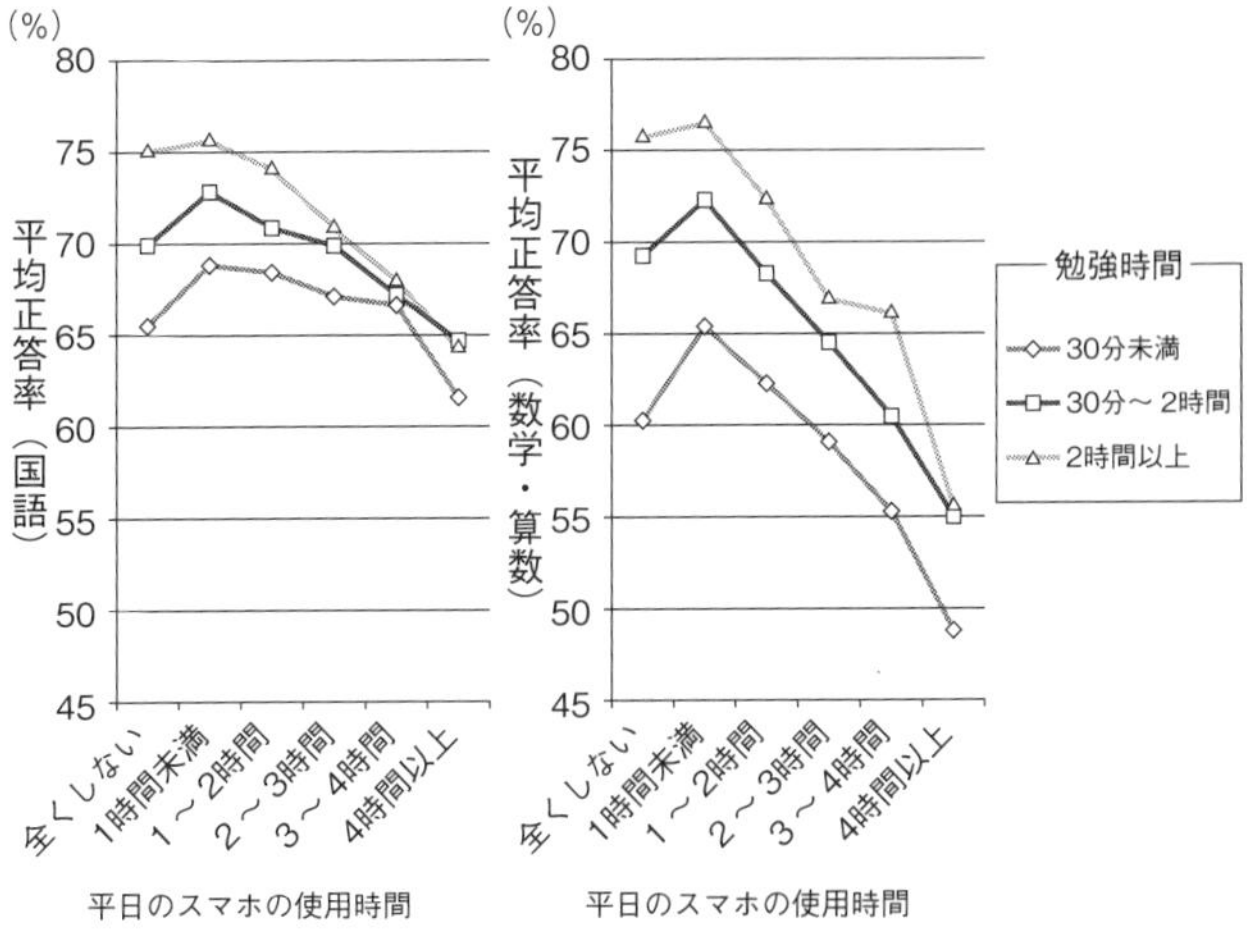

しまうのです。

正直なところ、私たちは、この分析結果に驚きました。

なぜなら当初、長時間勉強している子どもたちは、多少の差はあれ、成績上位層にいるものと予想していたからです。

長時間勉強している子どもは、スマートフォンの使用時間も少ないだろうと考えていたためですが、実際は、スマートフォンを長時間使用する子もおり、使用時間に比例して成績は低下するという予想外の結果になりました。

これは、勉強時間にかかわらず、スマートフォンの使用時間が長い子どもから、せっかくやった学習内容が消えてなくなっていったと考えられるのです。

ここに示したのは国語と算数・数学だけですが、このような傾向は他の教科（社会や理科）でも同様に観察されました。

ＬＩＮＥ等の場合、状況はスマートフォンよりも衝撃的です。

図１－２をご覧ください。

ＬＩＮＥ等の通信アプリも、スマートフォンの場合と同様に、勉強時間の長さに関係なく、使用時間が増えるほど成績が下がってしまうという傾向が見られます。

どんなに勉強してもＬＩＮＥ等を長時間使用した場合には、ＬＩＮＥ等を使用しない子どもよりも成績が下がってしまうということが分かります。

スマートフォンの場合と異なるのは、下がり幅がスマートフォンよりも急であるということです。

つまり、**スマートフォンのアプリの中でも、特にＬＩＮＥ等の使用が学力低下により強い影響力を持つ**といえます。

さらに興味深いことに、スマートフォンとＬＩＮＥ等に共通していえることですが、下

図 1-2　LINE 等の使用時間と成績の関係

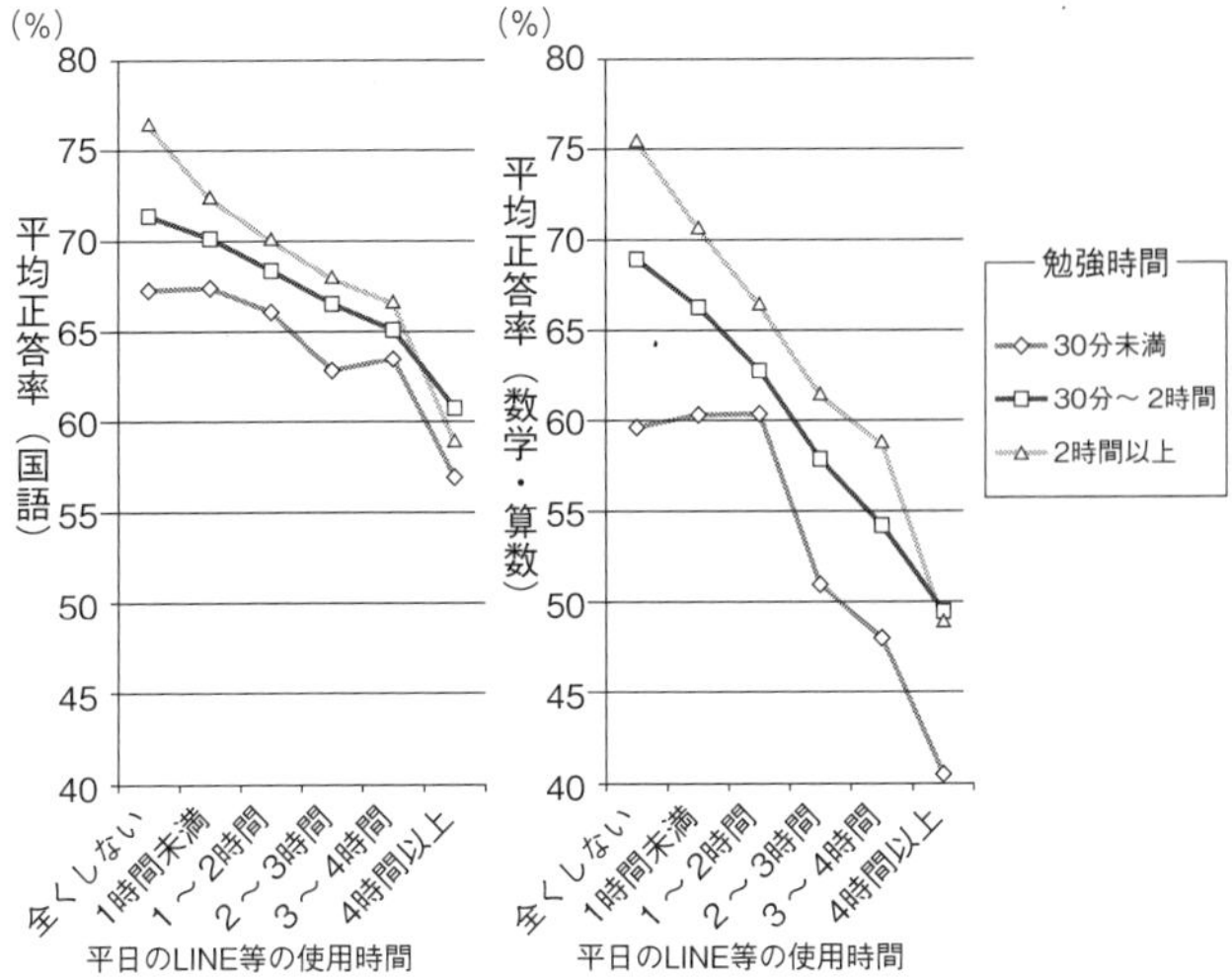

がり幅は勉強時間によってあまり変わらない、もしくは勉強時間が長い群ほど、長時間使用が与える影響が特に強い（傾斜が急になっている）点です。

　したがって、「どんなにスマホやＬＩＮＥをしていても、その分は勉強しているから大丈夫！」という理屈は成り立ちませんし、スマートフォンもＬＩＮＥと同様に成績に影響を与えることから、ＬＩＮＥをしなければいいというわけでもありません。

　せっかく一生懸命に勉強しても、スマートフォンやＬＩＮＥ等の通信アプリを使用してしまうと、その分の学習効果は打ち消されてしまうということなのです。

なぜ、2時間の学習効果は消えた？

では、なぜ、いくら勉強しても、スマートフォン等を長く使うほど成績が下がってしまうのでしょうか。

脳科学の知見から考えられることは、「前頭葉《ぜんとうよう》の活動低下」が引き起こされている可能性です。

スマートフォンを使っているときの脳の働きを調べたデータがないため、まだ仮説の段階ですが、テレビを観たりゲームをしているときは脳の前頭前野《ぜんとうぜんや》という、物事を考えたり、自分の行動をコントロールする力にとって非常に重要な部分の血流量が下がり、働きが低下してしまいます。

そのため、テレビやゲームで長時間遊んだ後の30分から1時間ほどは、前頭前野が十分に働かない状態になっています。**この状態で本を読んでも理解力が低下してしまうというデータも報告されています。**

詳しくは次の章で説明しますが、テレビを長時間視聴した子どもは、思考や言語を司る部分の発達が悪くなってしまうことも分かっています。

つまり、スマートフォンを長時間使用すれば、ゲームやテレビを長時間視聴した後の脳と同じような状態になってしまい、学習の効果が失われてしまうのではないかと考えられます。

学力を下げない使用時間の目安とは

前節では、スマートフォン等がせっかく行った勉強の効果を打ち消してしまう危険性について述べました。

しかし、現実には、すでに子どもにスマートフォンを持たせていたり、使わせているというご家庭も多いでしょう。

そういった場合、スマートフォン等といったメディア機器に対して、どのようにつき合っていけばいいのでしょうか。

次の2つのグラフは、スマートフォンとLINE等通信アプリの使用時間ごとに小学校

5年生から中学校3年生までの児童、生徒の4教科（国語、算数・数学、理科、社会）の平均点を集計したものです。

図1－3はスマートフォンの一日の使用時間と成績との関係を表しています。

スマートフォンの場合、1時間未満使用していると答えた群の平均点がその他の群と比べて最も高く、使用時間が増えるにつれて成績が下がっていくという結果になりました。

なぜ、使用時間が0《ゼロ》の子より、1時間未満しか使っていない子の成績が良いのでしょうか。

この疑問については、この章の最後でもふれますが、スマートフォンを持っていても、1時間未満に使用時間を抑えることができるという自制心の表れ、あるいは、親子でスマートフォンの使い方を話し合い、上手にコントロールして使えているからではないか、と考えられます。

一方、図1－4はＬＩＮＥ等通信アプリの使用時間と成績の関係です。

ＬＩＮＥ等の場合は、スマートフォンとは少し異なり、使用しないと答えた群の平均点が最も高く、使用時間が増えるごとに下がっていくことが分かりました。

したがって、スマートフォンは多くても1時間未満に抑えること、ＬＩＮＥ等の通信ア

図 1-3　平日にスマホを使う時間ごとに見た全教科の平均点

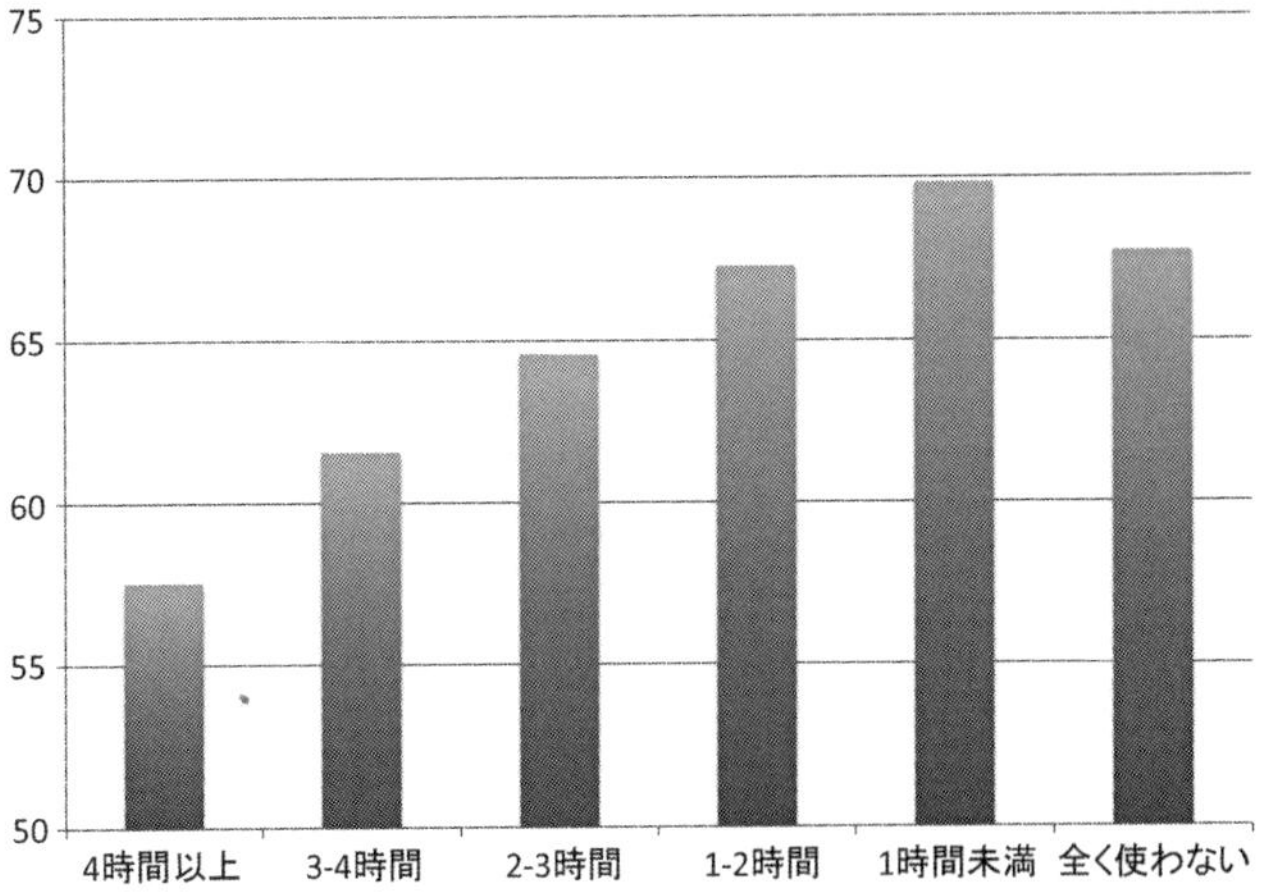

図 1-4　LINE 等の無料通信アプリを使う時間ごとに見た全教科の平均点

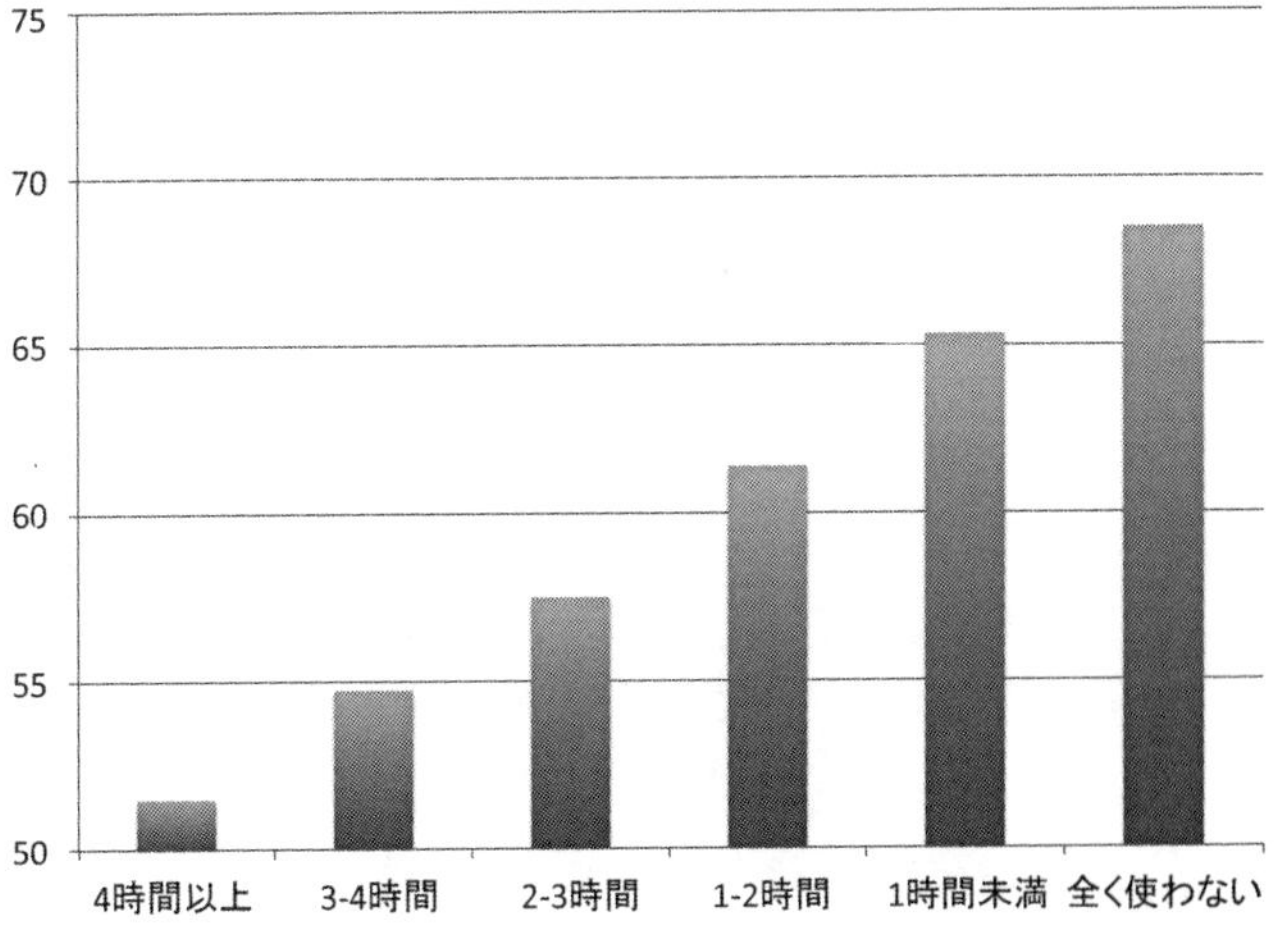

プリはできる限り使わないことが成績アップにつながると考えられます。

たとえ使うのをやめても学力は上がらない!?

これまで紹介してきたデータは、すべて単年度の調査から分かったことであり、スマートフォン等を使い続けた場合、どの程度の影響が出るのかという点については、今一歩踏み込むことができていませんでした。

そこで、私たちは、同じ質問を同じ子どもに1年の間隔を空けて尋ねる追跡調査によって、個人ごとのスマートフォン等の使用時間の変化と成績の変化を捉えることにしました。

「受験のためにスマホ断ちをする」という話を聞きますが、スマートフォン等の使用禁止で、本当に学力は向上するのでしょうか。

この集計では、1時間未満の使用は成績に対してあまり悪影響を与えないだろうという前節の結果に基づいて、スマートフォンやLINE等を1時間未満使用している場合を短時間使用、1時間以上使用している場合を長時間使用と考えて、スマートフォン、LINE等の使用状況の変化を群分けしました。

群は大きく分けると、1年間ずっと使っていない群、使い始めた群（1回目の調査では使っておらず、2回目では使っていると答えた群）、やめた群（1回目の調査では使っており、2回目の調査では使っていないと答えた群）、1年間ずっと使い続けている群です。

さらに、使用時間で群分けし、使用時間1時間未満を短時間使用、1時間以上を長時間使用としました。

したがって、最終的な群は次の9群となります。

a. 使っていない群
b. 使い始めて現在短時間使っている群
c. 使い始めて現在長時間使っている群
d. 使うのをやめたが以前短時間使っていた群
e. 使うのをやめたが以前長時間使っていた群
f. 短時間で使い続けている群
g. 使い続けているが使用時間が長時間から短時間に減った群
h. 使い続けているが使用時間が短時間から長時間に増えた群
i. 長時間使い続けている群

この9群についてスマートフォンの使用状況の変化群ごとに、1回目の全教科の平均偏差値からのどれくらい変化したのか（1回目の調査時の偏差値を0とし、正は偏差値が上がったこと、負は偏差値が下がったことをそれぞれ表しています）を集計したグラフが図1－5です。

この図を見ると、スマートフォンを短時間使っていたのをやめた群（d群）や、使い続けていたとしても短時間の群（f、g群）は1回目の調査時と比較して偏差値が上がっていることが分かります。

一方で、それまでスマートフォンを使っていたか、使っていないかに関係なく、現状で長時間使っている群（c、h、i群）はグラフが下向きに伸びていることから1回目の調査時と比較して偏差値が下がっています。

おもしろいことに、**たとえ使用をやめても、以前、長時間を使っていた群（e）は、成績が上がっていない**ことが分かりました。

同じく長時間使っており、短時間へ使用時間が減った群（g）は成績が伸びています。

現在の使用習慣を考えれば、長時間使っていて現在は使っていない群（e）のほうがス

図 1-5　スマホの使用状況と全教科の平均点との関係

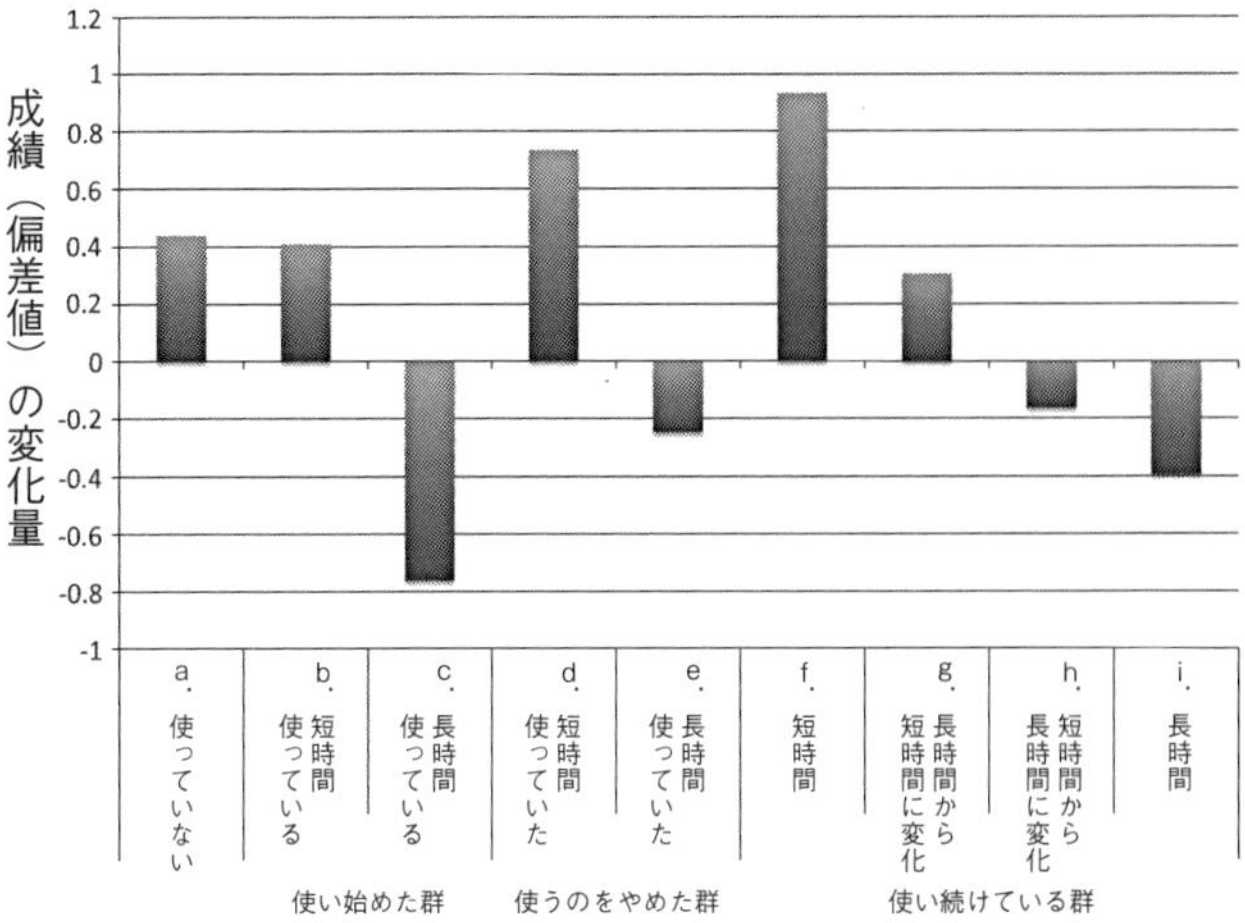

図 1-6　通信アプリの使用状況と全教科の平均点との関係

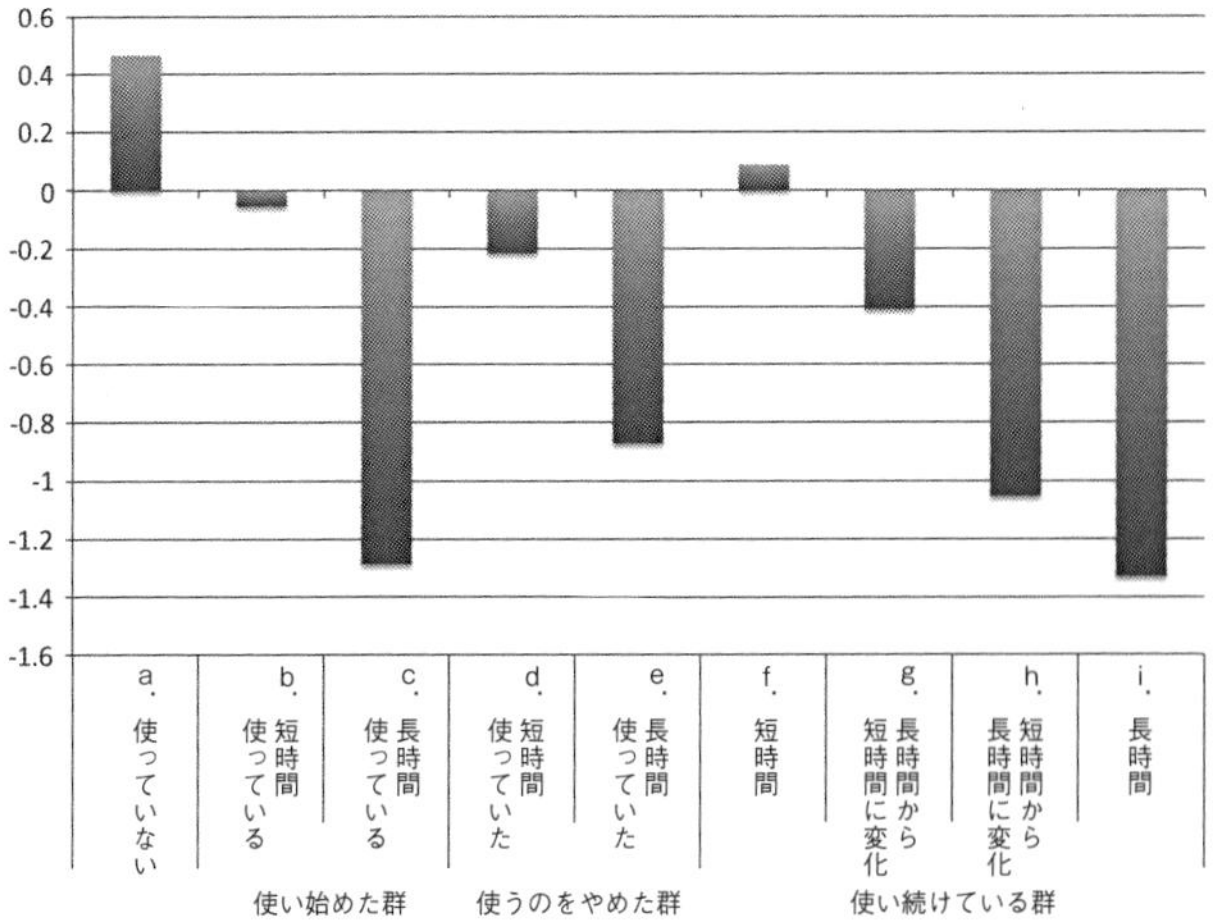

マートフォンを使っていないはずなので、成績が伸びていてもよさそうです。しかし、結果は矛盾しているため、この点については、スマートフォンの使用以外が影響を与える可能性について今後さらなる調査が必要でしょう。

図1-6はLINE等の通信アプリの使用状況について、スマートフォンと同様に9群に分けて集計した結果です。

同じように使用を中止したにもかかわらず、想像以上に明らかな差が出ました。

LINE等の場合、4教科の平均偏差値が顕著に上がった群は使っていない群（a群）のみで、それ以外は軒並み下がっています。

短時間のみ使用し続けている群も数値としては上がっていますが、0に近い数値を示しています。

また、長時間使っている・もしくは使っていた群（c、h、i群）は、短時間使っている・もしくは使っていた群（b、d、g群）に比べて成績の下がり幅が大きいことも分かります。

さらに、スマートフォンとは異なる点として、使うのをやめた群の成績変化が挙げられます。

スマートフォンの場合、短時間使っていて使うのをやめた群は、偏差値が上がっているにもかかわらず、LINE等の場合には、短時間でも使用してしまうと、たとえやめても偏差値は下がってしまうという驚くべき結果になったのです。

これらのことから、スマートフォン、LINE等の使用は経年的に考えても成績に影響を与えていることが明らかになりました。

特に、スマートフォンの場合には使用時間を1時間に抑えることで成績への悪影響をとどめることができると考えられますが、**LINE等の通信アプリの場合には、過去に使用したことがあるというだけで成績に悪影響が出てしまう**ことが分かったのです。

その理由として考えられることは次節で紹介しますが、結論としてスマートフォンを子どもに持たせようと考えている場合、子どもがどんなに欲しがっても、まずは与えない、もしくは与える時期を考えることが重要であるといえます。

すでにスマートフォンを持っている子どもの場合には、使用時間を1時間以内に抑えられるような工夫、ルール作りなどをする必要があるでしょう。一方で、LINE等の通信アプリについては、成績に対する影響力が非常に強いため、できる限り使わせないという姿勢を持つことが大切です。

なぜ、とくに通信アプリは脳に悪いのか

なぜ、ＬＩＮＥ等の通信アプリは、学力低下に非常に強い影響力を持つのでしょうか。

ここでは子どもたちに人気のＬＩＮＥの使用に焦点を当て、ＬＩＮＥをしながら勉強していると、どのようなことが起こるのかについて調べた行動実験を紹介しましょう。

我々は、勉強中にもＬＩＮＥをしていることで集中力が切れてしまうことが成績低下の原因ではないかと予想しました。

ＬＩＮＥは、単文で、頻繁な会話ができ、文章を考えて送らなくてもスタンプ機能を使うことで手軽に自分の気持ちを相手に伝えることができます。また、友達や部活の仲間同士でチャットのようなグループを作ることもできます。

さらに、ＬＩＮＥの機能で特徴的なのは「既読」機能です。

自分が送ったメッセージを相手が開くと「既読」というマークが表示されるという機能で、「既読スルー（既読が付いているのに返信が来ない）」という言葉も生まれました。

メッセージが相手に読まれたか否かが確認できて便利な半面、「メッセージを送る→メッセージが来ないか確認する→来たメッセージを読む」というサイクルを頻繁に繰り返すことになります。

相手が一人であれば、それほど苦にはなりませんが、複数人のグループでやり取りをする場合、少し目を離しただけで何十件とメッセージがたまっている状況になってしまいます。

このような特徴はＬＩＮＥだけでなく、その他の通信アプリにも共通する点が多くあります。したがって、ＬＩＮＥ等をやっている子どもは、たとえ勉強しようと机に向かっていても、頻繁にメッセージが来てしまい、その都度、勉強に対する集中力は切れてしまうことになります。

さらには、返信が来なくても、相手が読んでいないから来ないのか、読んでいるのに返ってこないのかといったことが気になるでしょう。これらも勉強に対する集中を妨げることにつながります。

そこで、このような状況で集中力を要する課題に取り組む場合（勉強はその一つとして挙げられます）、成績に影響があるかどうかを検証するための実験を行いました。

対象者（大学生）にやってもらったのは、「連続遂行課題（CPT: Continuous Performance Task）」と呼ばれるテストで、15分ほど集中して問題を解き続けます。

対象者はパソコンの画面上の中央に○が提示されたときだけボタンを押し、×が出たときにはボタンを押してはいけないというルールで課題を行います。

単純なルールですが、これだけではなく、ランダムに妨害刺激（ノイズ）が発生します。ノイズは視覚ノイズ（中央以外に三角など別の図形が出る）と聴覚ノイズ（中央に図形が出る際に機械音が鳴る）の2種類があり、このような不必要なノイズに惑わされずに正確に、できるだけ早く反応することが求められます。

この課題を、以下の2つの条件下で行いました。

一つの条件（LINE条件）は、背後に置いたスマートフォンからLINEの通知音が1分おきに鳴る状況で課題を行い、もう一つの条件（アラーム条件）では、背後でLINEの通知音の代わりにスマートフォンのアラームが1分おきに鳴ります。

実験は3人一組で、全員がこれら2つの条件下で課題を行いました。

LINE条件では、課題を行う前に3名でLINEを10分間使ってグループトークをした後、1名ずつ別室でCPT課題を行いました。

残りの2名はそのままグループトークを続け、1分ごとにLINEを送り続けました。したがって、課題をやっている対象者は、スマートフォンが背後にあるため、友達が送ってくるLINE内容を見ることはできませんが、トークが続いていることは通知音で知ることができます。

一方、アラーム条件の場合は、LINEを使うことは一切禁止され、一人ずつ課題をやります。したがって、アラーム条件でもLINE条件でも1分おきに何らかの音が鳴るという点では同様ですが、音の質のみが違うことになります。

計21名の大学生が、それぞれCPT課題をやった結果が図1－7です。

○が出てからボタンが押されるまでの反応時間を、ノイズなし、聴覚ノイズが提示されたとき、視覚ノイズが提示されたとき、すべての課題で平均値を条件ごとに集計しました。

全体的に、LINE条件のほうがアラーム条件よりもグラフが高いことから、反応時間が遅いということが分かります。

特に、統計的検定を行った結果、**LINE条件では、ノイズなし、視覚ノイズ、全課題の反応時間がアラーム条件よりも有意に遅いことが明らかになりました。**

この実験では、LINEの通知音かアラーム音かということだけが異なり、その他は全く同じ条件で課題を行っています。したがって、対象者は、単なる音（アラームやノイズ）によって集中力を乱されたのではなく、ＬＩＮＥの通知音という特殊な音に影響を受けたと考えられます。

当たり前のように思われるかもしれませんが、ＬＩＮＥの通知音は、メッセージが来たことを知らせるという意味を持ちます。アラームの音のようにあまり意味を持たない音であれば無視することができるかもしれませんが、ＬＩＮＥの通知音によって、

「どんなメッセージが来たんだろう？」
「どんな話の展開になっているんだろう？」
「友達は自分の返信を待っているのかもしれない」
「返信しなければ嫌われてしまうかもしれない」

などといろいろな考えが頭に浮かぶでしょう。したがって、このような考えを抱きやすい人はＬＩＮＥの通知音が集中力に与える影響が強いのではないかと考えられます。

このような考えは「**社会不安**」という言葉でよく説明されます。

社会不安とは、初対面の人と話すことに恥ずかしさを感じたり、人前で話すことに緊張や恐れを抱き、引っ込み思案になってしまうような恐れを指し、程度の差こそあれ、誰も

図 1-7　連続遂行課題実施時の反応時間の違い

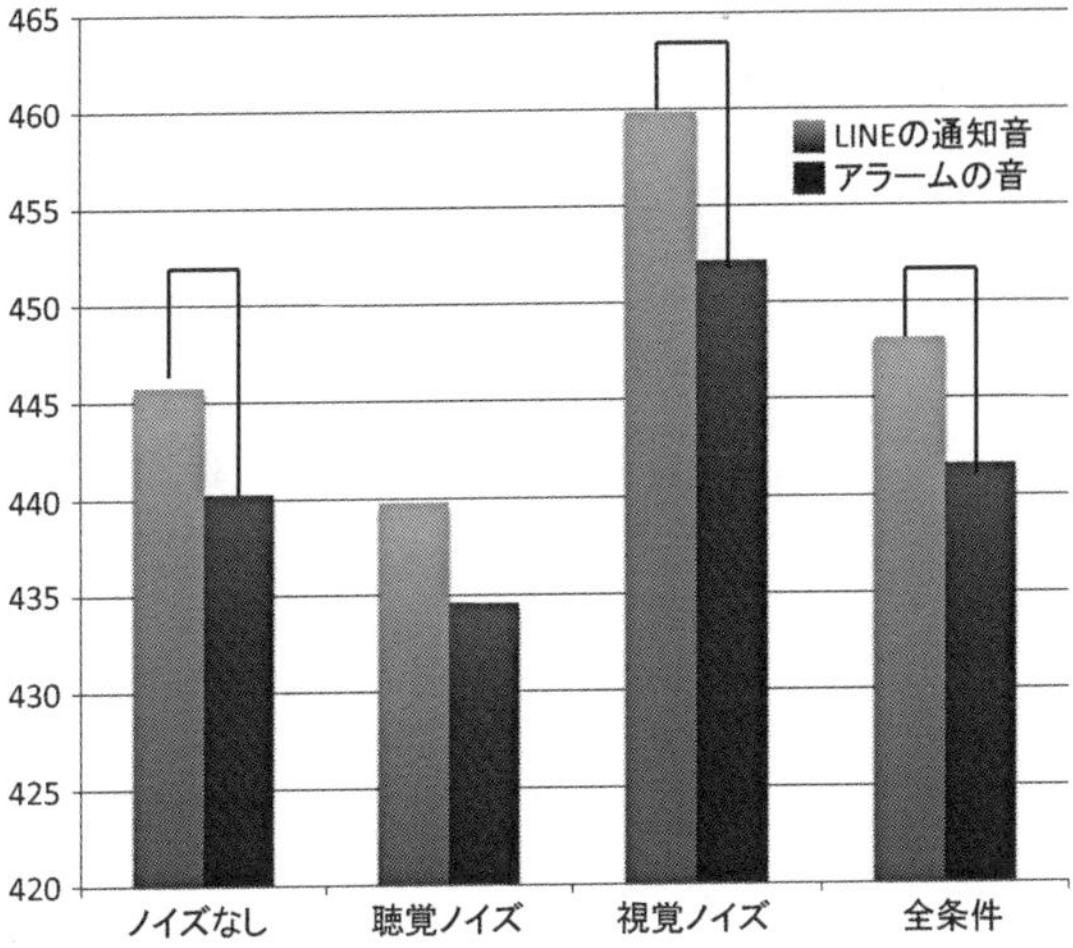

が感じるものです。この社会不安が強い場合、他者からの評価を気にしたり、他の人から嫌われるのではないかということを危惧してしまいます。

このような社会不安の傾向を測るためのアンケートを一緒に実施し、ＬＩＮＥ条件での集中力の散漫さとの関係について調べた結果が図１－８です。

左右どちらのグラフも、先ほどの連続遂行課題（ＣＰＴ）の平均反応時間の差と社会不安の傾向（後述するＦＮＥ、ＳＡＤＳの2種類の尺度を用いて測定）との関係を図に表したものです。

グラフの縦軸は反応時間の差を表し、プラスになればなるほどＬＩＮＥ条件の反応時間がアラーム条件に比べて遅くなっていることを表します。横軸はそれぞれの尺度得点を表し、右に行くほど社会不安の傾向が強いことを表します（図中の斜めの線は、反応時間と尺度得点の関係を表す直線＝近似直線で、右肩上がりになっていることは、正の相関があることを示しています）。

2つのグラフから分かることは、社会的不安傾向の高い人（ＦＮＥ、ＳＡＤＳの得点の高い人）ほど、ＬＩＮＥ条件での平均反応時間が、アラーム条件に比べて遅いということです。

つまり、**社会的不安の高さとLINE条件での集中力の低下しやすさが関係していると**いえます。

なお、社会不安の傾向は、2種類のアンケートを用いて測定しました。

一つは日本語版ＦＮＥ尺度（Fear of Negative Evaluation）で、「私の友達が自分をどう思っているかをあれこれ考えてしまう」「誰かが私のことを評価していると、最悪の場合を想定しがちである」など、主に他の人からの否定的な評価に対して不安を覚える傾向を測る30項目からなるアンケートです。

もう一つは日本語版ＳＡＤＳ尺度（Social Avoidance and Distress Scale）で、「集団の

図 1-8　課題の反応時間と社会的不安傾向との関係

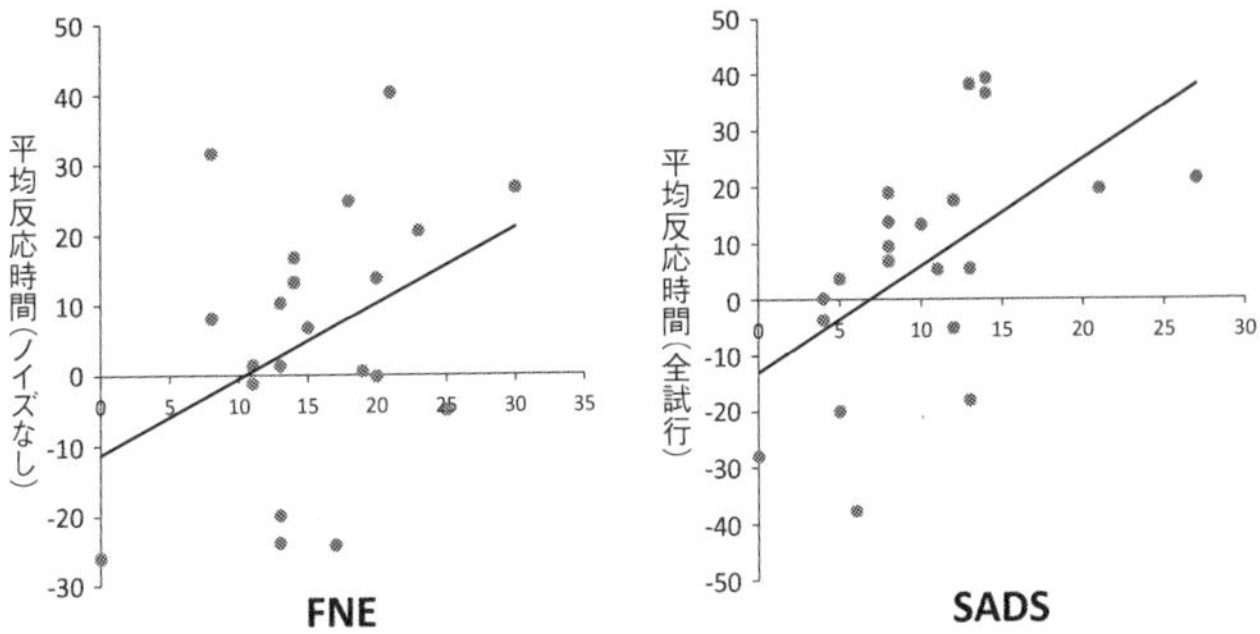

中に入ると落ち着かなくなることが多い」「非常に社会的に振る舞わなければならないような状況は避けようとする」など、主に対人場面で経験する不安感や、そこから逃げようとする傾向について測る28項目からなるアンケートです。

他の人からどのように考えられているのかを気にしたり（FNE）、対人場面で不安を抱きやすい（SADS）人は、LINEの通知音によって集中力が乱されることが分かります。

その結果、LINEをしながら勉強をした場合、本来、勉強のために使うべき注意力や集中力がLINEのほうへ向かってしまい、勉強に身が入らなくなってしまうと考えられます。

今回の実験では、大学生を対象としましたが、思春期の子どもの場合、大学生と比べてクラスの友達の評価を気にしたり、仲間はずれにされることに強い不安を抱きやすいことが容易に想像できるでしょう。

したがって、今回明らかになったLINEの影響は、大人はもちろんですが、思春期の子どもたちにはより強く表れてくると考えられるのです。

では、LINEを使うことで、脳内では何が起こっているのでしょうか。

パソコンやスマートフォンの使用習慣の強さと、前帯状回《ぜんたいじょうかい》という部分の小ささが関係していることが分かっています。 したがって、パソコンやスマートフォンを日常的に長時間使用していると、後述するように脳の形が変わってしまう可能性があります。

このようなメディア機器による影響を考えると、LINEの長時間使用や勉強をしている時にLINEを使うことで脳に悪影響を与えてしまうことが考えられます。

この**前帯状回という部分は、注意の集中や切り替えや、衝動的な行動を抑えるといった機能に関わる重要な領域の一つです。**

以上のような、LINEによる集中力の欠如を考えると、LINEを長時間、習慣的に使用していることで、脳の形が変わってしまい、集中力や注意力の低下につながってしまったと考えることができます。

もちろん、LINEに限らず、他の通信アプリでも同様の結果が出ると思われます。

学校現場でのスマホ対策

◉小野市の取り組み

この節では、子どもたちにどのようにスマートフォンとつき合っていくべきなのかという点について、先進的な取り組みをご紹介していきましょう。

まず、最初に、兵庫県小野市の例を取り上げます。

小野市とは、本書の監修者である東北大学加齢医学研究所川島教授が教育行政顧問として、講演会の実施やリーフレットの監修などで関わり続けています。平成26年5月に仙台市教育委員会との共同研究プロジェクトの研究データの提供を受け、スマートフォンの使用についての取り組みを積極的に行っています。

対策は、主に次の3つ。

①スマートフォンの不適切な使用による危険性に対する正しい認識を持つための指導・啓発

スマートフォンの危険性といえば、「スマホ依存」がよく知られていますが、先ほど述べたような勉強時間に関係なく学力を低下させ、せっかくの学習効果を打ち消してしまうといった話は一般にはまだまだ知られていません。

そこで、小野市のリーフレット「おの　夢と希望の教育」にスマートフォン使用時間と学力に関するデータを掲載し、地域に向けた情報発信を行っています。

「スマホをやりすぎると、そりゃあ勉強できなくなるだろうな」となんとなく分かっている親も、「家でよく勉強している子ですら成績が下がってしまう」という根拠をデータで示されると説得力抜群です。

「スマホやゲーム、パソコンは1時間以内に制限しよう」

と子どもに働きかける一つのきっかけになるようです。

また、就学前の子どもを持つ保護者を対象とする子育て支援教室での啓発、ＰＴＡ研修会でグループ研修を取り入れたり、標語やポスターを募集したりする取り組みを行う小学校もあります。

小中学生については、市内のすべての小学校に通う5年生を対象に、スマートフォンの使用が学力低下を招き、自分の夢に近づけなくなってしまうということについて、川島教授の講演会で啓発しています。また、小学校4年生から中学校3年生を中心に、私たちの研究データに基づく「スマホやケイタイの使い方について」の授業（45ページの図1－9のワークシートを使用）も展開しています。

これは、教師が一方的に「スマホやケイタイの安全な使い方」について指導するものではありません。実際の調査結果のグラフを見せながら、子どもたちが主体的に研究データを読み取り、発見し、考える授業であることがポイントです。

一般的に言われるような社会的な影響（SNSでの被害や悪徳サイトなど）だけでなく、学力という子どもたちにとって身近な影響を取り上げることが重要な点であるといえます。ひとりひとりが、グラフから「スマートフォンの使用時間と成績との関係」を読み取り、「スマートフォンの使用が学習効果を打ち消すこと」を発見しています。

思春期の子どもたちは、親や先生の言うことをなかなか素直に聞かないものですが、このように自ら発見し、納得することで行動が変わるかもしれません。

以下は、授業で使用したワークシートや講演会の保護者の感想です。

〈小学校の授業時に使用したワークシート（本人の感想）より〉

「スマホやケイタイをするのは構わないけど、やりすぎると、テストの点数は悪くなってしまうことがわかる。2時間以上勉強しても、4時間以上スマホやケイタイを使ってしまうと、勉強を全くしない人と同じ点数になってしまう。そうすると、脳のはたらきが弱まり、夢や希望がかなわなくなってしまう。それは、ゲーム機で遊ぶのと一緒。ゲーム等はなるべくやらないようにする」

「スマホ・ケイタイを使う時は、1時間未満にする。ゲームも同じで1時間未満にする。次からは、脳の働きが弱くならないように、考えて行動する。そして、勉強をたくさ～んして夢が叶うようにしたいです。ケイタイ・スマホのルールを守りたいです」

〈中学校の授業時に使用したワークシート（本人の感想）より〉

「せっかく2時間以上、家庭学習をがんばったのに、スマホを使いすぎることで家庭学習を30分以内しかしない人と差がなくなってしまうのに驚きました。私は一日に15分くらい使用するので、その時間をこれからも維持し、勉強に影響が出ないようにしたいです」

「資料からわかるように、スマホやケイタイの長時間使用は、脳に影響してしまうので、

図1-9　授業で使用したワークシート

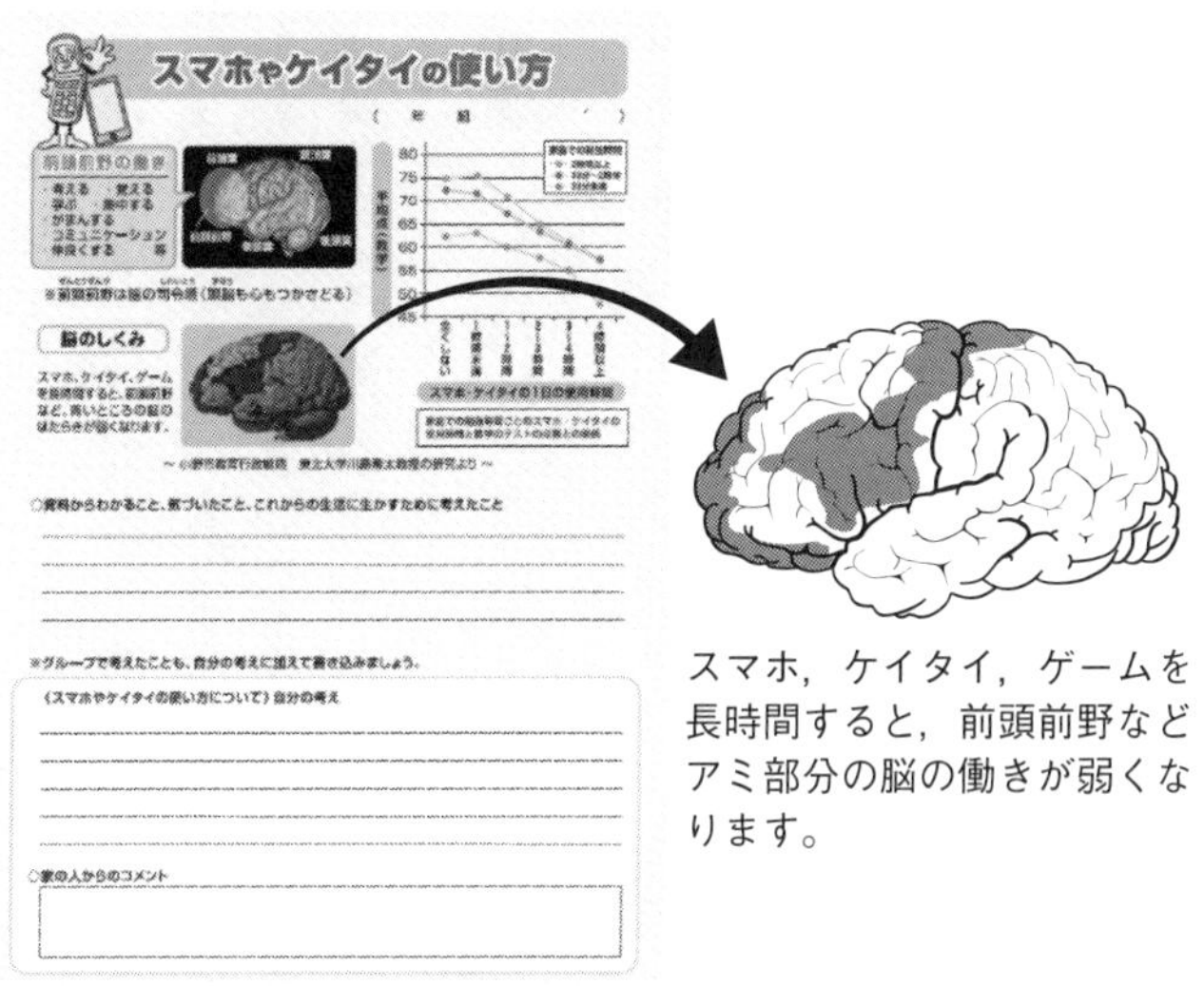

スマホ，ケイタイ，ゲームを長時間すると，前頭前野などアミ部分の脳の働きが弱くなります。

受験生であるわたしたちにとって、すごく気をつけなければならない問題だと思いました。私は使用時間がとても長いので、これを機に少しずつ減らしていけたらなと思います」

〈保護者のコメントより〉

「家でのルールは目のためとダラダラしないように……ぐらいに思っていましたが、脳のはたらきが弱くなるのは知りませんでした。親子で気をつけていきたいです」

「使うのはこれから先。仕方がないことかもしれませんが、必ずルールを守るようにするのが大切だと感じています」

特に中学生では、実際にスマートフォンを持っている生徒が、授業で得た情報と自分の状況を照らし合わせ、自分で使用時間を短くしようと考えるようになっていることが分かります。また、保護者にも同様の情報を伝えることにより、スマートフォンの使用について親からも働きかけが生じると考えられます。

このように、スマートフォン対策は、子ども側だけでなく、家での使用を抑制するために保護者も巻き込んだ取り組みが重要ではないでしょうか。

②生徒の主体的な話し合い活動や生徒活動

主に中学校で、生徒が主体的にルールを考え、ともにそのルールを守っていくことを、学級活動や生徒会活動を通じて行っています。

先ほど少しふれたように、自立期にある生徒にとっては、親や教師から押し付けられるのではなく、自分達で決め、自分達で守るという意識を作ることが大切です。

授業などで得た情報をもとに、学級活動や生徒会などで発表や協議を行っています。

河合中学校では、生徒が自主的に、次の「スマートフォンの使用ルール3か条」を定めています。

「本当に必要なもの？～あなたの決断が未来を変える～」
第1条　午後10時以降は使用しない
第2条　親と相談して使用時間を決める
第3条　家族といる時と勉強する時は使わない

同様に、小野中で掲示している「ネット・スマホ小野中4カ条」（原文ママ）は、次のとおりです。

その1　夜10時には電源を切る
その2　一日の使用時間は1時間以内
その3　危険なサイトを開いたりアプリをとったりしない
その4　人の悪口は絶対にかきこまない

使用のルールは各学校で違います。そして違っていいのです。「ルールはこうあるべき」

というものではありません。繰り返しになりますが、親や先生から与えられたルールではなく、自分たちで考えたルールだからこそ、守ろうという意識につながるのです。

③スマートフォンと学力との関係を身近に捉える取り組み

スマートフォンや音楽プレーヤー、ゲーム機の所持によるテストの成績の違いについて独自に調査を行った学校が挙げられ、スマートフォンや音楽プレーヤー、ゲーム機を持っていないと答えた生徒は、持っていると答えた生徒よりも成績が良いことが明らかになっています。

このような独自の調査結果を学校だよりに掲載することにより、子どもや保護者への情報発信を行っています。

◉宮城県・仙台市の取り組み

宮城県のスマートフォン対策

宮城県では、宮城県教育委員会が主催し、「小・中・高校生スマホ・フォーラム」を開催しています。

平成27年に行われたフォーラムでは、小・中学生、高校生約140人が出席し、ワークショップと意見交換会を行いました。

ワークショップでは、小学生、中学生及び高校生が20グループに分かれ、それぞれのグループにおいて高校生がファシリテーター（進行役）となり、各学校における取り組みや、スマートフォンの使い方についての実践に向けた取り組みについて話し合いを行いました。

各グループの話し合いでは、主に、（i）SNSをめぐるトラブルや、（ii）インターネットやサイトの利用などについて話し合われました。

ここで、子どもたちの話し合いの一部をご紹介しましょう。

（i）SNSでのトラブルについて

まず、トラブルにならないための心がけとして、

「SNSだけを頼りにせず、学校で会えるなら会って話そう」

「裏やグループで話すからトラブルになるので、直接言おう」

「写真を上げる（アップロードする）なら一言……上げる前に声をかければトラブルにならない、上げられてから被害者が裏で文句を言うと、それがトラブルに」

また、ＳＮＳでのコミュニケーションの取り方と対処法として、
「直接話すのが苦手でＳＮＳでコミュニケーションをとるが、うまく伝わらず現実世界でトラブルになってしまう」
「ネット上のいざこざでも実際にトラブルが起きるのが現実世界なので、直接話すのが苦手なのはしょうがないから、文面で上手にコミュニケーションを取れるようにしつつ、直接話すのも得意にしていく」

（ⅱ）インターネットやサイトの利用について
「自分でしっかり意識を持つ」
「具体的な実例を踏まえての講習を聞く」
「本当に安全か判断し、周りからルールを決められる前に自分のことぐらい自分で管理をする」
「使い方を間違えなければ規制もかからず、比較的自由にスマホを使える」

親や教師が知らない、子どもたちの〝スマホ世界〟がリアルに伝わってきます。

ワークショップに続く意見交換会では、5名の代表生徒が、それぞれのグループにおける話し合いの内容発表を行うとともに、川島教授と意見交換を行いました。

主な意見を見てみましょう。

（これから1か月間スマホがない生活をするとしたら、コミュニケーションは良くなるか悪くなるか）という問いに対して、

・家族で同じ家の中でＬＩＮＥをしたりしている。スマホがなくなったら、顔を見て話すことが増えると思う。

・自分だけなくなると疎外感を感じる。みんななくなるならよい。

・個人的にはスマホはなくなったほうがよい。ただ、自動車と同じでスマホがないと暮らせなくなってきている。ここまで進んでしまうと、なくすのは難しい。

・良い悪いの判断ができない小学生のときから既にスマホを使用している。学校や家庭でしっかりとリテラシーを学ばせるべき。

ワークショップや意見交換会の内容から、子ども自身もスマートフォンの危険性について理解できていること、危険性について認識することで、自制的な使用を促すことできることが窺われます。

（ⅱ）で、「周りからルールを決められる前に、自分のことぐらい自分で管理する」と、自分のこと〝ぐらい〟という表現からも窺えるように、子どもたちは自分のことを自分で管理することは当然のことであると考えていることが分かります。

また、自分でスマートフォンの使用法に気をつけることで、かえって親から禁止されるリスクを減らすことができるということに気づいている点も重要です。

第三者が使用を制限したり規制するのではなく、自主的に節度を守って使用することを子どもたちに促すことで、ルールを守った使用法が維持できると考えられます。

仙台市のスマートフォン対策

仙台市では、「たくましく生きる力育成プログラム（通称：たく生き）」という仙台市独自の授業プランの一環で、スマートフォンやゲームの使用時間と学力の関係に焦点を当てた授業が行われています。

〝たく生き〟は、子どもたちが変化の激しい社会をたくましく生きるために必要な「幅広いものの見方」「人間関係を育む力」「自分及び他者と向き合う心・態度」の基盤となる知恵や態度を身につけることを目的としたものです。

スマートフォンやゲームとのつき合い方についての授業では、まず資料として、スマートフォンやゲームの使用時間と成績との関係のグラフを使用し、資料から「何が分かるのか」「なぜそうなるのか」ということを児童、生徒同士で話し合い、発表します。

そうすることで様々な意見があることを共有します。

それを踏まえ、学力を伸ばすためには、スマートフォンや携帯、ゲームとどのようにつき合っていけばいいかをグループで考えました。

そして、最後にまとめとして、スマートフォン使用のマイルールについて考える時間を取り、児童、生徒が自ら考えた様々なルールを話し合い、実行するように促します。

あくまで教師主導ではなく子どもたち主導で、自分たちで考え、今後の生活に向けて工夫すべき点を明らかにするとともに、実行しようとする意識を持たせるためです。

授業で使用したワークシートには、

「これからの自分の未来のために、スマホなどとどのように向き合っていくか、自分自身できちんと考えてルールなども決めてスマホ・携帯と向き合っていく」

「今日の授業で、スマホ・携帯を使うときのルールを家でもう一度よく確認し、勉強に集中できるように頑張る」

といった感想が聞かれました。

また、スマートフォン使用のマイルールでは、

「勉強時間の4分の1時間使用する」

「夜10時以降は親に預ける」

といったものがありました。

特に、思春期は反抗期で、親や教師に決められたことに無条件に反抗するような傾向が見られやすいため、スマートフォンやゲームの使用については、大人側が一方的にルールを考え、使用制限を行っても、かえって反発に遭い、実質的な制限にならない可能性があります。

そこで、自分自身でスマートフォン使用の影響を考え、自分の問題として捉えていくことを促すことで、より良い、実質的なルールを作っていくことにつながるのではないでしょうか。

この節では、スマートフォンの使用についての様々な取り組みを見てきましたが、子どもを取り巻く環境は社会の変化に伴って著しく変化しており、所持や使用の抑制は容易ではない状況にあります。

宮城県のスマホ・フォーラムでは、「スマホをなくすことはできない‼生活に必要不可欠です‼」というメッセージも寄せられており、スマートフォンを使いたい子どもたちと使わせたくない親たちという構図ができあがっていると考えられます。

親側からルールを守らせるという形は、子どもにとっては窮屈に感じられるでしょうし、場合によっては隠れて使うという事態に発展してしまうかもしれません。親側もいちいちルールを守らせるのは疲れてしまうでしょう。

このような状況の中で、まずは実際のデータを用いることで、どこか他人事であった問題が一気に現実味を帯びて児童、生徒や保護者に理解してもらうことができます。その後で、どうしたらよいかということを子ども自身に考えさせることが重要です。

様々な取り組みの中で得られた感想では、危機感からスマートフォンの使い方を自主的に抑制するべきだというものが多数見られました。

子どもが自主的にルールを定めて使うという形は、子どもたちにとっては過剰な規制を免れることができ、親にとっても守らせるための労力が軽減されることにつながるでしょう。

このような取り組みにより、児童、生徒をはじめ保護者や地域をも含めて、ルール構築などを行うことで取り組みを継続していくことが大切であると考えられます。

また、研究を行う側としては、現場との連携を密にとることで、研究結果を素早く現場へ還元すること、そして授業に取り入れたり、児童、生徒や保護者への啓発を行うことができるような連携関係を構築・維持していくことで、包括的に子どもを守ることへとつながると考えています。

スマホの功罪

冒頭に紹介した総務省の調査結果を参照しなくても、スマートフォンは私たちの生活の中でなくてはならないものになりつつあります。

大多数の人が持ち歩くスマートフォン。電話やメールはもちろんのこと、Ｗｅｂブラウザを立ち上げて分からないことを簡単に検索できますし、ＬＩＮＥやＦａｃｅｂｏｏｋなどのＳＮＳ（ソーシャルネットワーキングサービス）を通じて友達と手軽にコミュニケーションをとることができます。

さらには、道に迷えばナビ、退屈すればゲームや電子書籍とスマートフォン一つであらゆることができてしまいます。確かに、１台で多機能であるということは便利でしょう。便利であるが故にここまでの普及率の伸びを示していると考えられます。

しかし、私たちは、スマートフォンのあまりの便利さに、その裏に潜む危険性を認識しにくくなってしまっているのではないでしょうか。これまで提示してきたデータは、おそらくこうした危険性のほんの一端に過ぎないのではないかと思います。

これまで明らかになったことをまとめると、スマートフォンやＬＩＮＥ等の通信アプリの使用時間が長くなればなるほど成績に与える悪影響が強くなっていくということ、特にこの影響は勉強時間が長いからといって影響力が弱まることはないため、勉強しているからといってスマートフォンやＬＩＮＥ等をしてもいいということにはならないことが分かりました。

また、スマートフォンについては使用をやめることで成績が上がることが確認されましたが、ＬＩＮＥ等については、過去に使用したことがあるというだけで、成績に対する影響がずっと続いてしまうことが明らかになりました。

さらに、ＬＩＮＥをしながら勉強をすることで、集中力が下がってしまうことが明らかになり、これは、スマートフォンが視界に入っていなくてもＬＩＮＥの音がするだけで集中できなくなってしまうという非常に危険な状況にあることが分かりました。

これらのことから、まずできる対策としては、子どもにスマートフォンを持たせない、持たせることを考えている場合には、導入を遅らせることが第一でしょう。

もうスマートフォンを持っている場合には、できるだけ使わせない、もしくは使わせたとしても1時間未満に抑えることが重要でしょう。

25ページの図1－3では、スマートフォン使用時間が1時間未満と答えた群が、学業成績が最も高いことが示されました。

しかし、これは、1時間未満使っている群の成績が良いということを単に表しているだけではなく、スマートフォンを持っていても、1時間未満に使用時間を抑えることができている、つまり自分で（もしくは親が）スマートフォンの使い方をコントロールすることができていると考えることができます。

このような自制心や親との関係の良好さが陰で影響を与えている可能性が考えられます。

一方で、LINE等はできる限り使わない、少なくとも勉強する場でLINEが鳴るような状況は確実に避けるべきです。

ある程度集中力を保つことができると考えられる大学生でさえ、LINEの通知音で集中力が乱れてしまったことから、小中学生の子どもが通知音に妨害されずに勉強することはできないでしょう。勉強中は電源を切る、もしくは部屋に持ち込ませないということが重要であると考えられます。

また、このようなルールは子どもにだけ強いても効果はありません。小中学生は公平感に敏感です。自分だけスマートフォンができず、親は自分のやりたいだけスマートフォンをやっているという状況では、子どもは「どうして自分だけ？」とルールを守ることができなくなってしまうでしょう。スマートフォンとの健全な付き合い方は親が率先して示していくべきです。

親のスマートフォンの使用の仕方についても注意が必要です。

最近では、授乳中に片手でスマートフォンを操作する母親が増えているようです。

授乳は、単に赤ちゃんに栄養を与えるための行動ではありません。赤ちゃんはお乳を吸う行動（サッキングといいます）のリズムを変化させて母親の何らかの行動を誘発させようとするなど、サッキングを通して母親とコミュニケーションを取ろうとしています。

このように、授乳は栄養を与えるという意味だけでなく、母親とのコミュニケーションが含まれる行動であるといえます。

したがって、**授乳の際に母親が子どもではなくスマートフォンを見ていることは、赤ちゃんにとっては母親とコミュニケーションをとることができない経験となります。**

また、乳幼児期の子どもにとって最も身近な存在は母親です。母親との愛着関係は、子どもにとって新しい世界を広げていく際の安全基地として働き、安全基地があるから子どもは安心して自分の世界を広げていくことができるようになります。

さらに、我々は、社会の中では三項関係（私－あなた－その他の人や物）の中で生きています。この三項関係の前段階として、二項関係（私－あなた）があり、母親と子どもの関係はこの二項関係そのものです。

子どもは、母親との間で形成した二項関係を基礎に、その対象を広げて三項関係へと発展させていき、保育園や学校など集団生活を送ることとなります。したがって「スマホ授乳」は、その最も初期の段階で子どもの発達を妨げる行為にほかなりません。
子どもをあやしてくれる子育てアプリなども注意が必要です。

「いないいないばぁ」をしてくれるアプリなどもあるようですが、その場合、赤ちゃんが相手にして喜んでいるのは母親ではなく、画面です。

親が子どもをあやす際には、子どもの様子に自然に対応、同期したタイミングを取ります。子どもの注意が母親に向かっていなければ、「ばぁ」と顔を出しても子どもは楽しみません。母親なら高い声を出したり、顔を動かしたり近づけたりして、子どもの注意を惹きつけるでしょう。

子どもにとっては、自分が注意を向けたときに変化があり、子ども自身も同期した感覚というものを得られます。アプリはプログラムで動いていますので、赤ちゃんに同期して動作を変えるということはありません。

乳児の場合、アプリを使って一緒に楽しむためには、自分と母親とスマートフォンという三項関係を作らなければならず、非常に難しいといえます。子どもはスマートフォンの画面が変化したことを楽しんだだけで、親子で一緒に楽しめたと感じるのは親側の印象だけかもしれません。

子育てアプリは、便利なものかもしれませんが、あくまで子育てを手伝ってくれるものであって、子育てを任せられるものではないということをしっかりと認識して使うことが重要であると考えられます。

今後は、子どものみならず、親側もスマートフォンとのつき合い方を見直していく必要があるでしょう。

第2章

MRIで解明！　脳が変形してしまう危険な習慣

——ゲーム、テレビの時間と脳の成長の遅れは比例する!?

ゲームは本当に子どもに悪影響なのか

第1章では、スマートフォンやLINE等に焦点を当てて紹介してきました。第2章では、スマートフォン以外のメディア機器、特にゲームのプレイ時間とテレビの視聴時間に焦点を当て、仙台市教育委員会のプロジェクトから見えてきたこと、及び最新の脳科学的な研究から分かったことを併せて紹介します。

子どもたちを取り巻くゲームの環境についても、スマートフォンと同様に急速に変化しています。それまでは、テレビゲームなど、家庭での据え置き型が主流でしたが、小型化、軽量化が進み、携帯型のゲーム機が登場したことで、ゲームは家でやるものではなく、いつ、どこでもできるものへと変化しました。これにより、スマートフォンと状況は同じですが、あらゆる場所でゲームをする子どもを見かけるようになりました。

小学生を持つ母親からは、よく「子どもたちは公園で体を動かすのではなく、集まって通信型のゲームをやっている」「家に遊びにきても一緒にしゃべるのではなく、同じ部屋で黙々と自分たちが持ってきたゲーム機に向かってゲームをしていて気味が悪い」という話を聞くようになりましたし、実際にコンビニの前や公園でゲームに興じる子どもたちの姿をよく目にします。

このようなゲームの小型・軽量化による携帯性の向上に伴い、子どもたちのゲームの使用時間も年々増えています。

文部科学省の「全国学力・学習状況調査」(平成27年度)によると、平日に少なくとも1時間以上ゲームをする子どもの割合は、小学生54・3%、中学生57・4%でした。

2008年は小学生47・5%、中学生39・4%だったのが少しずつ増加し、特に、2014年以降では、小学生の割合よりも中学生が上回っていることが分かりました。

ゲームをやりすぎると、子どもの心身の発育にさまざまな悪影響があることは知られていますが、ゲームプレイ時間と子どもの学力にはどのような関係があるでしょうか。

図2-1は、仙台市教育委員会との共同研究プロジェクトによる「中学生のゲーム時間の割合」データをまとめたものです。

平日のゲーム時間について、中学生の学年ごとに集計すると、どの学年においても、ゲームをやる子どもの中では1時間未満の割合が最も多く、全体の約3割程度を占めています。また、ゲームを全くしないと答える割合は学年を追うごとに増えています。

これを見て、ゲームを「全くしない」と「1時間未満」の割合が多いことを意外に思われるかもしれません。

しかし、気をつけて見ていただきたいのは、「1〜2時間」と「2〜3時間」を合わせた値、つまり「一日1〜3時間程度ゲームをやる子ども」は3〜4割に上るということです。

調査の結果、ゲームのプレイ時間の分布は、全くしない子ども、1時間未満する子ども、1時間以上する子どもがそれぞれ同程度の割合を占めることが分かりました（全国平均の中学生と比較すると、平日1時間以上ゲームをする子どもの割合は、仙台市は少ないといえます）。

次に、平日に家で勉強する時間ごとにゲームプレイ時間と成績の関係を調べてみました。

図2－2のグラフは、第1章で見たスマートフォンやＬＩＮＥ等の使用時間と成績の関係のグラフと非常によく似た形を示しています。

したがって、勉強時間が同じでもゲームプレイ時間が長い子どもは短い子どもに比べて成績が低いと考えられ、**どんなに長時間勉強してもゲームをしてしまうと、勉強した効果が打ち消されてしまう**ということがゲームに対してもいえることが明らかになりました。

図 2-1　中学生のゲーム時間の割合

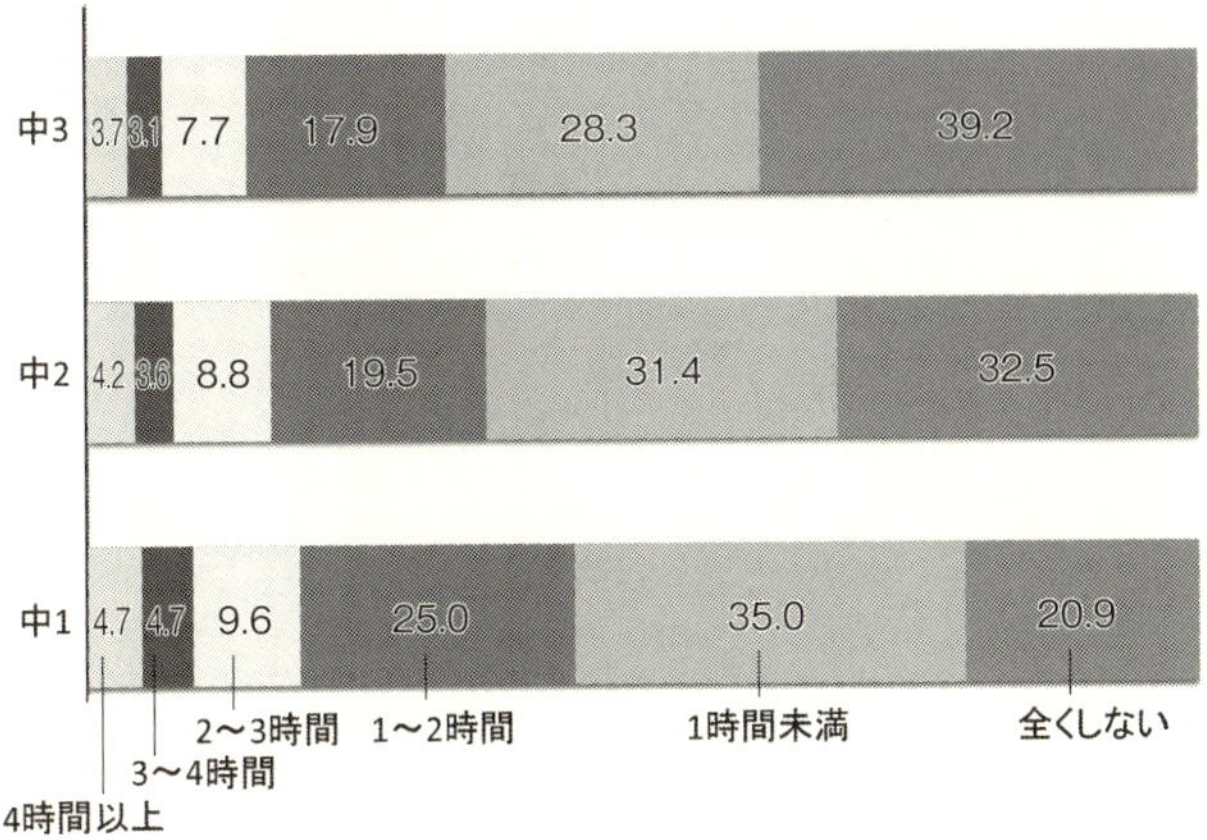

図 2-2　勉強時間ごとのゲーム時間と成績の関係

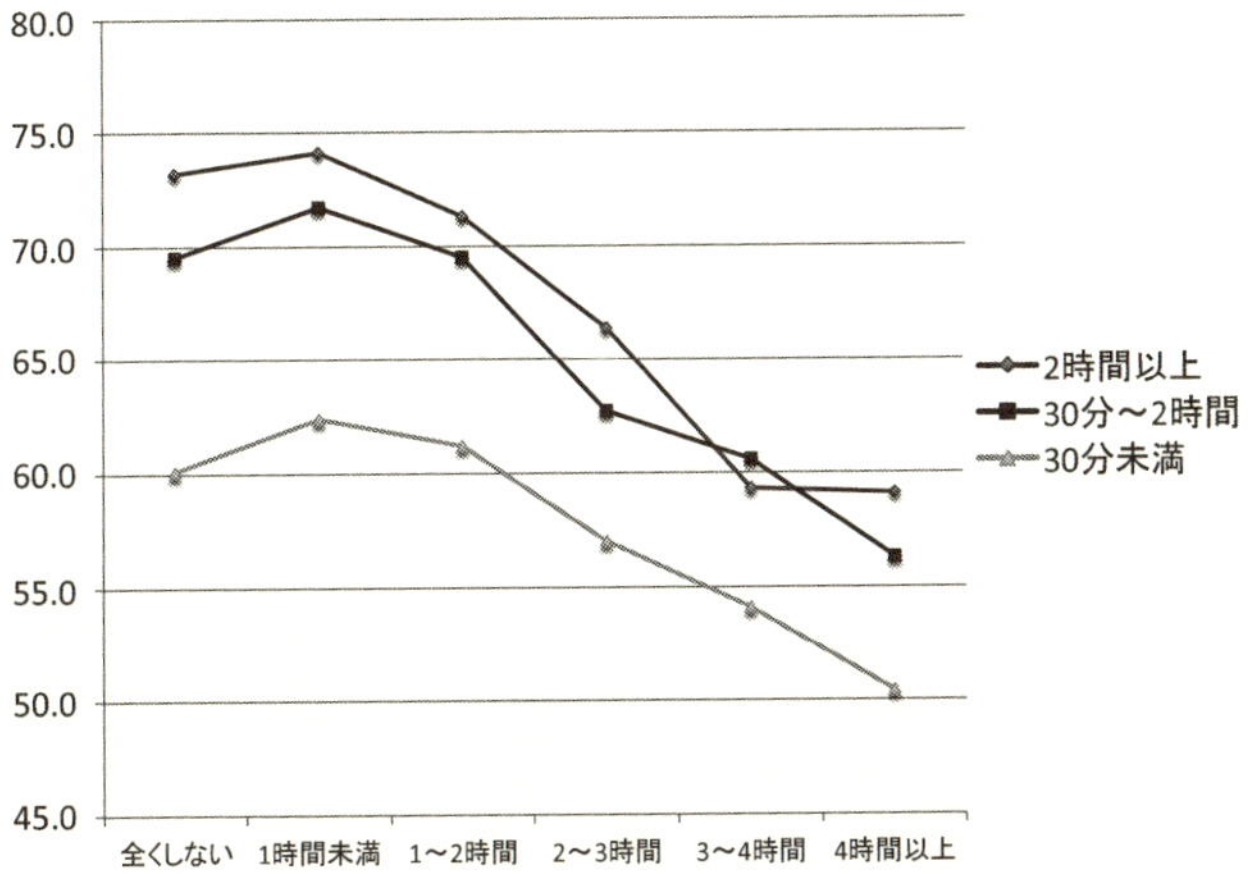

では、なぜゲームを長時間プレイすることと成績が関係するのでしょうか。

ゲームの場合はＬＩＮＥ等とは違い、勉強中もゲームをしている状況や、ゲームの音などにより集中力が乱されるという状況は考えにくいでしょう。

この関係性を考えるために、次節では、ゲームと成績の関係を考える上で非常に参考になる脳科学の研究結果についてご紹介します。

脳画像を解析！　長時間プレイする習慣で、脳の発達が遅れてしまう

ゲームが一般的になるにつれ、ゲームプレイが与える影響を調べる研究が増えてきました。

「アクションゲームで情報処理能力が高くなる」、「パズルゲームで空間認知能力が高くなる」（いずれもアメリカの大学の研究報告）など、ある種のゲームが与える良い影響について報告されると、「ゲームをする習慣は脳にいい」と話題になりますが、実は、大多数の報告が悪影響なのです。

もちろん、ゲームをすること自体は悪いことではありませんが、「ゲームをする習慣は

脳に悪い」という研究結果は、誰も意外に思わないので報道されてこなかったというわけです。

ゲームが与える悪影響として、記憶力・注意力の低下や睡眠の質の悪化がよく知られています。これに加え、暴力的なゲームをする子どもは、攻撃的な感情や思考、行動を示しやすいということも繰り返し指摘されてきました。

また、**ゲームをプレイ中には、脳内に興奮性の神経伝達物質ドーパミンが放出されるため、中毒性が高く、依存症を引き起こす**といった報告をご存じの方も多いでしょう。

最近は、脳の画像解析の進歩から、ゲームが脳に与える影響についてMRI画像を使った解析で分かるようになりました。

これまでの脳の形態とゲームプレイ習慣の関係については、良い影響の結果やプラスの効果と結びつけられがちで、悪影響の面では研究が遅れており、明らかにされていませんでした。

そんな中、私たち東北大学の研究グループは、ゲームのプレイ時間の長さと、前頭前皮質や海馬《かいば》などの脳の組織の発達の悪影響の関係について、MRI画像を使った解析でついに突き止めたのです。

脳の画像を使った研究について、ここで簡単に説明しておきましょう。

東北大学加齢医学研究所では、5歳から80歳以上の健常日本人約2500人をMRIで撮影した脳画像データベースを保有しています。

このうち5歳から18歳までの約230名の子どもたちに追跡調査を行い、約3年の間隔を空けて2回の脳画像を撮像することで、発達に伴う変化を調べることができます。

私たちの研究グループ（Takeuchiら[*1]）は、このデータベースを用いてゲームのプレイ時間が脳の形や認知機能に与える影響について検討を行いました。

図2－3は、ゲームプレイ時間と認知機能の関係についてまとめた図です。

このグラフの横軸はゲームプレイ時間の長さを表す指標で、右に行けば行くほどゲームのプレイ時間が長いことを表します。縦軸は、言葉に関連する知能（言語性知能）の高さを表し、上に行くほど高得点であることを意味します。

グラフ中の点は、1つが一人のデータを表しています（点が黒くなっている部分は、複数人が同じ値で点が重なっているためです）。左のグラフを全体的に見ると、点の集まりは右肩下がりの散らばりを示しているため、1回目に参加したときのゲームのプレイ時間と言語性知能との関係（「横断解析」といいます）は負の相関が認められました。

図 2-3　ゲームプレイ時間と認知機能の関係

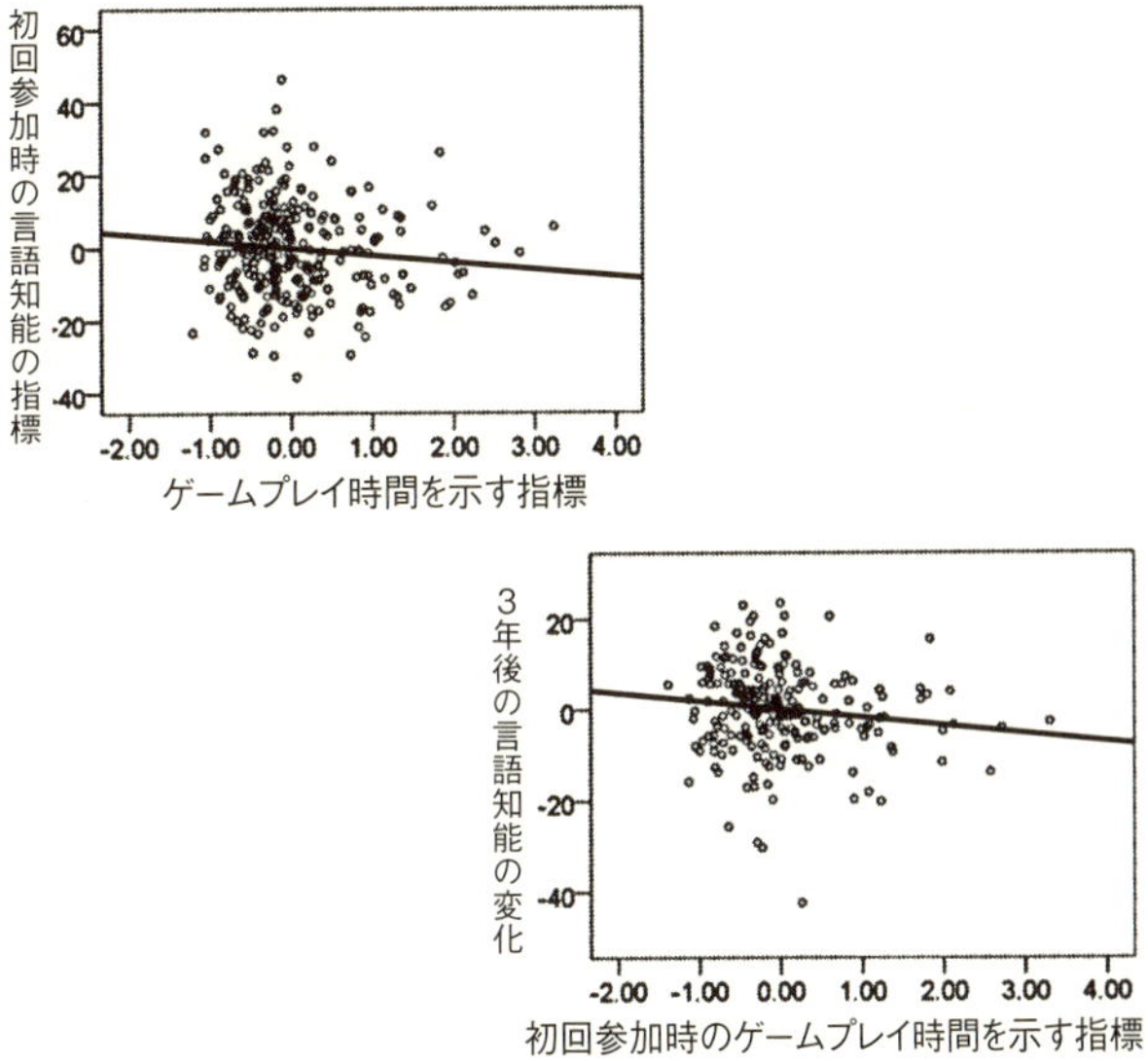

つまり、ゲームプレイ時間の長さと、語彙《ごい》力や言語的推理力などに関連する言語性知能の数値の低さが関係していることが分かったのです。

右のグラフは、約3年後のデータから、1回目と2回目の言語性知能の変化と1回目ゲームのプレイ時間の間（縦断解析といいます）の関係を示しています（縦軸がマイナスの値は3年間で数値が下がってしまったことを表します）。ご覧のように、これらの関係にも負の関係が認められ、1回目でゲームを長時間やると答えた子どもほど、より一層の言語能力の低下につながってしまうことが明らかになりました。

また、ゲームプレイ時間と脳形態との関連について「拡散テンソル画像解析」と呼ばれる手法で調べると、驚くべきことに、**ゲームプレイ時間が長い子どもの脳は、脳内の各組織の発達に遅れが見られる**ということが明らかになったのです。

少々専門的な話になりますが、脳の研究の中でも比較的新しい解析手法である「拡散テンソル画像解析」では、「水の拡散性」という指標を用います。

水の拡散性とはその名の通り、その脳の組織の中で水がどれだけ動き回れるか（拡散できるか）を示しています。簡単にいうと、組織の密度を表す指標です。

いろいろな組織があると、それに邪魔されて水は自由に拡散できません。ですから、水があまり拡散できない、すなわち水の拡散性が低いほど組織同士が密になっており、詰まっていることを意味します。

図２－４は、ゲームプレイ時間と水の拡散性の関係について解析した結果をまとめた図です。

１回目のゲームプレイ時間と拡散性との関係については、ゲームプレイ時間の長さと、認知機能に関わる前頭前皮質、「やる気」に関わる大脳基底核《きていかく》、言語や記憶力に関わる側頭皮質といった領域の、水の拡散性の低さが関係していることが分かりました（図2－4a）。

また、全体的な傾向として、発達に伴い組織の密度が増加するため、水の拡散性の指標は減少しますが、縦断解析の結果からは、長時間ゲームをする子どもほど、水の拡散性の減少量が少なく、発達が遅くなってしまっていることが明らかになっています（図2－4b）。

さらに、言語性知能だけでなく、記憶力やパズルを解く際に必要とされるような推理力などに関わる動作性知能、総合的な知能水準（いわゆるＩＱ）のいずれも、学習や記憶に関わる海馬や尾状核《びじょうかく》、島《とう》といった領域の水の拡散性と負の相関を示していたのです。

したがって、これらの領域の脳組織の密度が低い（水の拡散性が高い）ことと知能が低くなってしまうことが関係していることが明らかとなったといえます。

この密度が低い領域がどんな働きをしているのかというと、海馬は記憶や睡眠などに関連するとされていますし、前頭前皮質は、主に高次認知機能と呼ばれる力と関係します。

例えば、自分の行動をコントロールする力（実行機能）、頭の中に情報を留めておき、

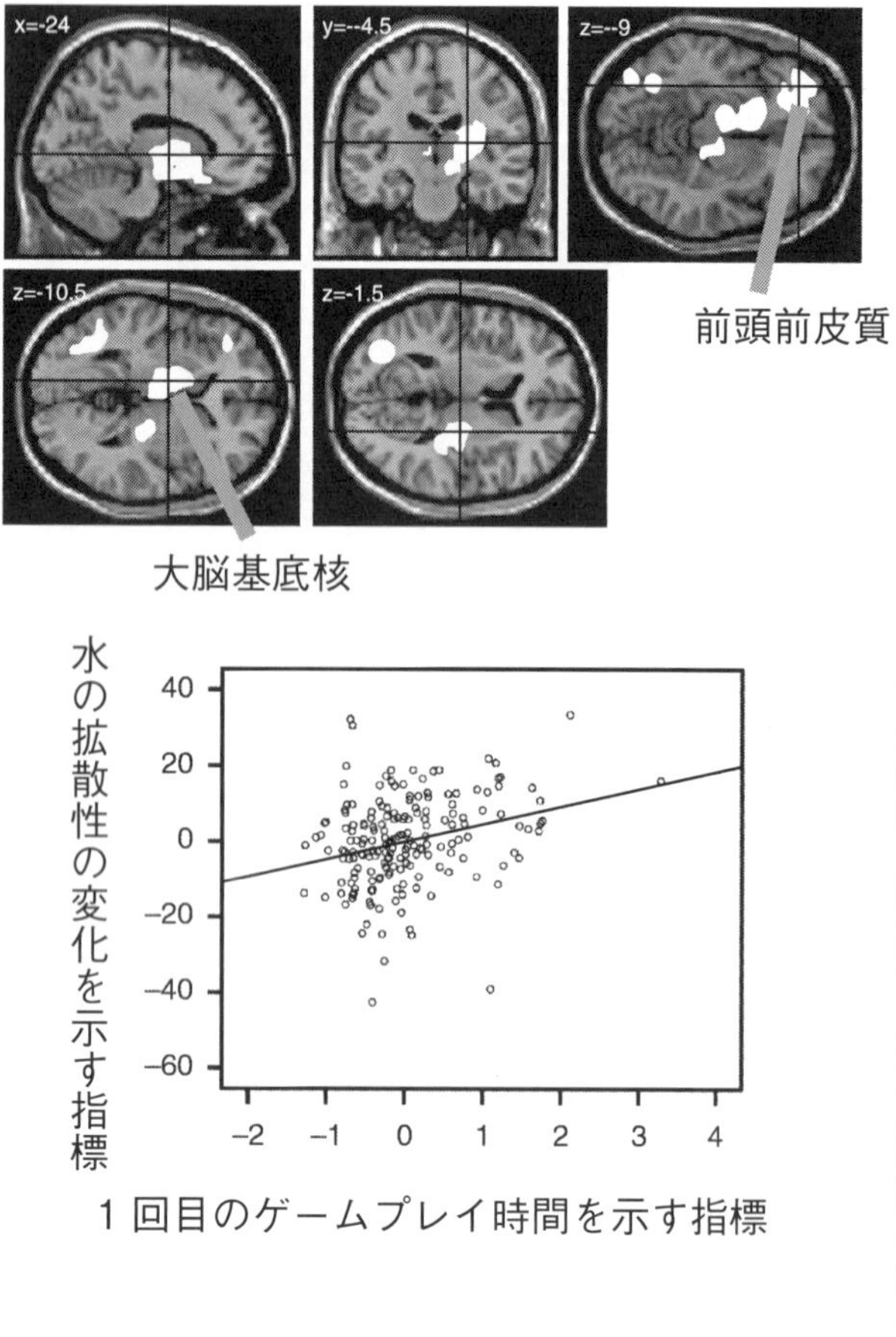
x=-24
y=--4.5
z=--9
z=-10.5
z=-1.5
前頭前皮質
大脳基底核
水の拡散性の変化を示す指標
40
20
0
−20
−40
−60
−2
−1
0
1
2
3
4
1回目のゲームプレイ時間を示す指標

b. 縦断解析結果

図2-4　ゲームプレイ時間の長さと水の拡散性の低下が関係する領域

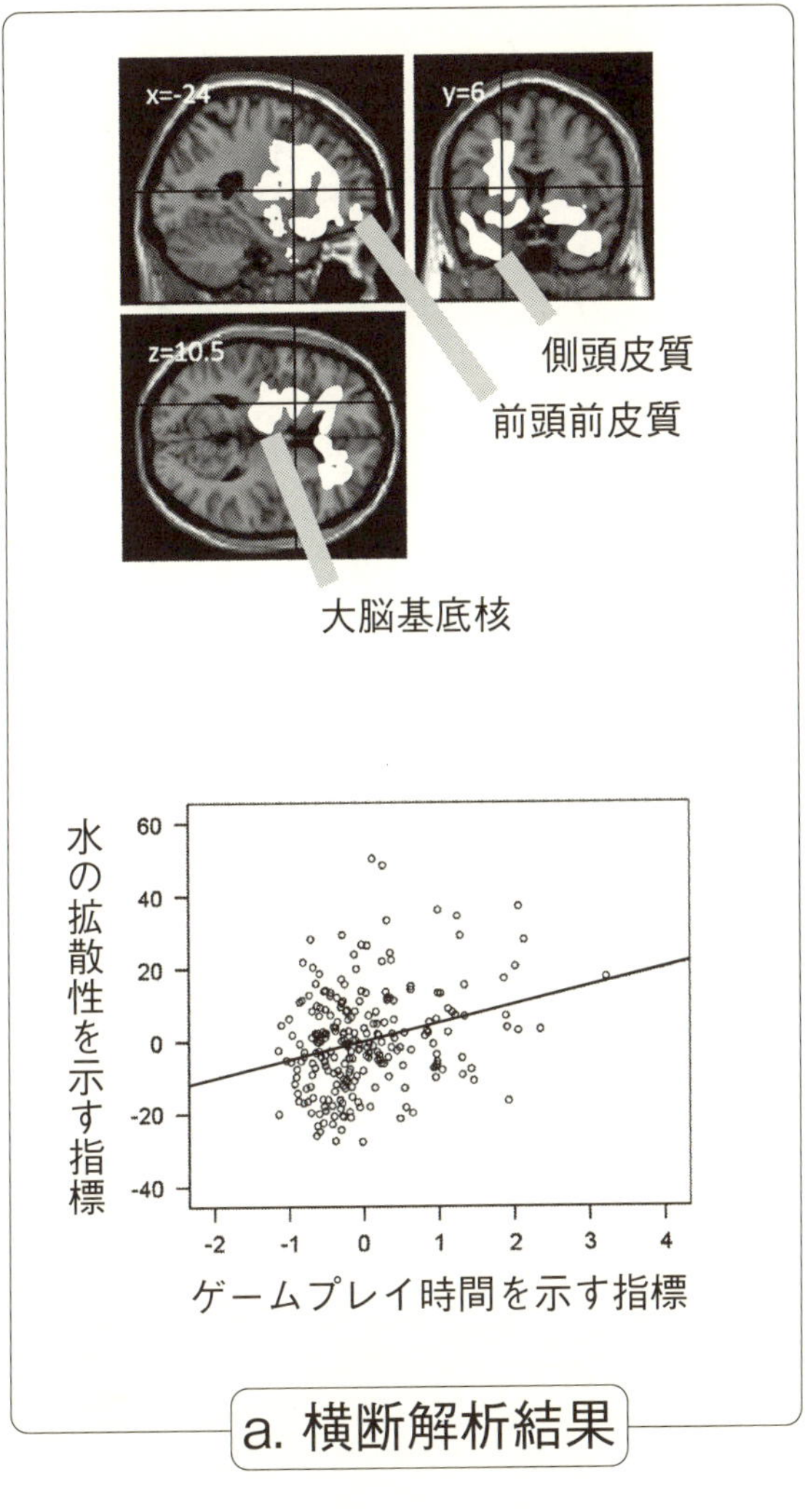

必要に応じて取り出す力（ワーキングメモリ）や考えをまとめたりする力などがそれに当たります。また、大脳基底核は、意欲や報酬を感じることに関連します。

今回の解析の結果をまとめると、長時間ゲームを行う子どもは、**言葉に関する能力が低く、長期的にもその能力が発達しにくいこと、**脳形態からは、**記憶や自己コントロール、やる気などを司る脳の領域における細胞の密度が低く、発達が阻害されている**と考えることができます。

なぜ、このような変化が子どもたちの脳に起こってしまうのでしょうか。

考えられる原因として、神経伝達物質の働きが挙げられます。

ゲームをすることによりある種の神経伝達物質（ドーパミン）が放出されることについては前に触れましたが、このドーパミンは過剰に放出されると毒性を有することが分かっています。

日常的に長時間ゲームをすると、ドーパミンが過剰に放出され、**ドーパミンが作用する部分、特に大脳基底核にダメージを与え、健全な発達を阻害する**と考えられます。

前節で論じた「どんなに勉強時間が長くても、ゲームをしてしまうと、その効果が打ち消されてしまうのはなぜか？」という疑問に対する一つの答えがここにあります。

ゲームを長時間プレイすることで、脳の形が変わってしまうこと、特に脳の発達が遅れてしまい、言語性知能や動作性知能の健全な発達に影響を与えてしまうためといえるでしょう。

なぜ、テレビを観る時間が長いほど言語知能が低下するのか

では、ゲームではなく、テレビなら観ても影響はないのでしょうか。今度はゲーム以外のメディア機器が脳に与える影響が気になると思います。

私が子どもの頃は「テレビばかり観ていると、頭が悪くなる！」と怒られたものです。

これについても、最新の脳科学の研究結果を見ていきましょう。

カラーテレビは1970年代頃から普及しはじめ、現在では2人以上の世帯の実に98・1％（2016年内閣府「消費動向調査」）がテレビを持っているほど、我々の生活の中で身近なメディア機器となっています。

テレビの影響については、心理学的な研究が古くから行われており、テレビ視聴が注意

力や行動力、学業成績に悪影響を与えることはよく知られています。
長時間のテレビ視聴は、知能指数や読解力の低下を招き、短期的にテレビ視聴を制限すると認知機能が向上するという報告もあります。

しかし、なぜこのような影響があるのかという点については、これまでの心理学的な研究では今一歩踏み込めておらず、脳の画像解析を用いた研究を行うことによって、テレビ視聴が脳の形にどのような影響を与えるかを明らかにすることができるようになりました。

テレビの長時間視聴が、脳のどの部分に作用するのか、脳の発達に具体的にどう影響するのか、私たち東北大学加齢医学研究所の研究グループ（Takeuchiら）[*2]は、先ほどの脳画像データベースを使った研究で初めて明らかにしました。

この研究では、「テレビを一日に何時間見るか」といったアンケート調査と知能テスト、脳画像の撮影を行い、3年後の追跡調査で比較検討しました。

その結果、ゲームと同様、負の相関関係が認められることが確認されたのです。

図2－5は、テレビ視聴時間と言語知能の関係を調べたグラフです。

ゲームの解析データと同様に、グラフ中の斜めの線は点（データ）の集まりの関係を示しており、横断解析、縦断解析の両方で、右肩下がりを示しています。つまり、テレビの

図 2-5　テレビ視聴時間と言語性知能との関係

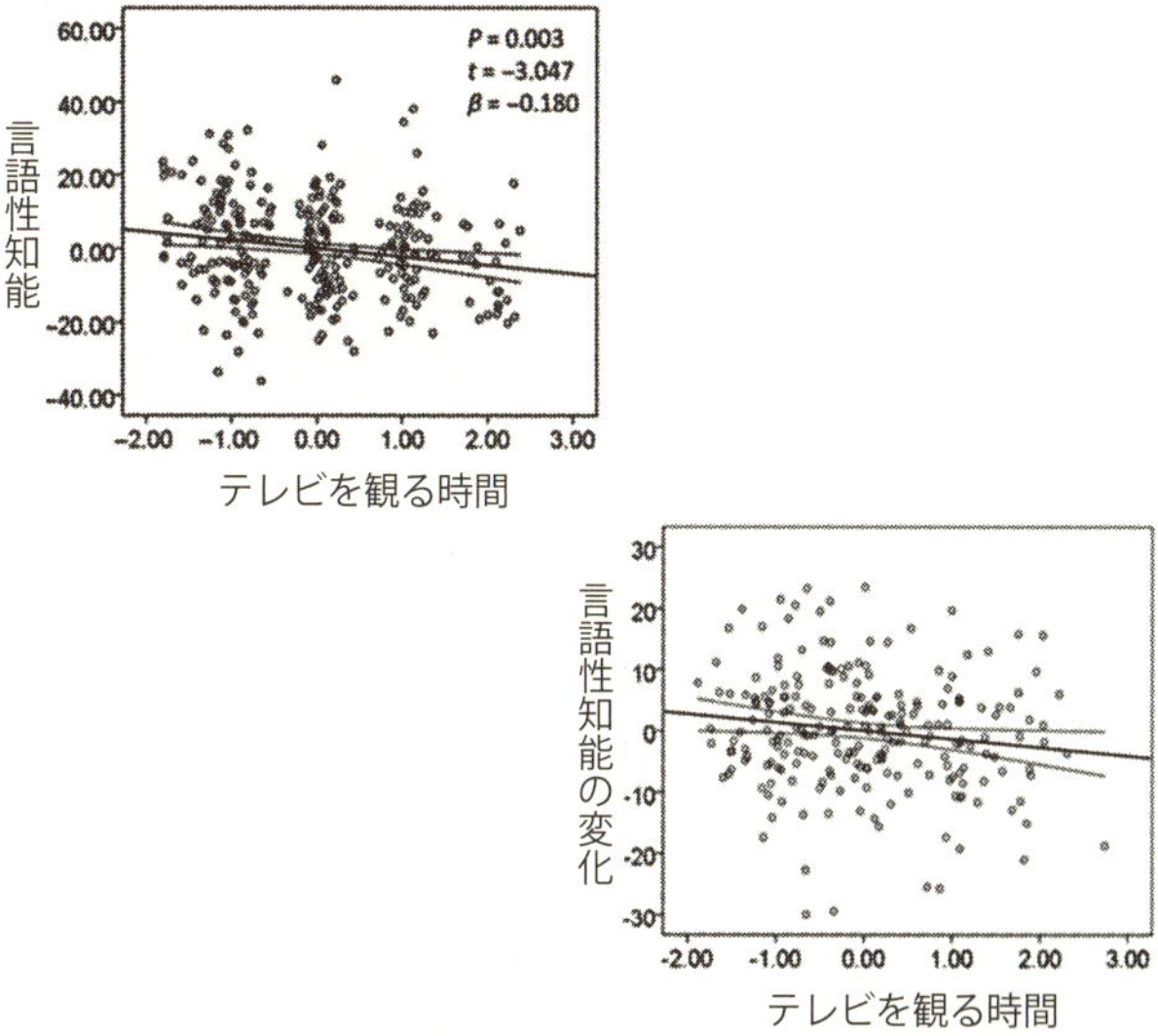

図 2-6　長時間のテレビ視聴と関係する脳領域

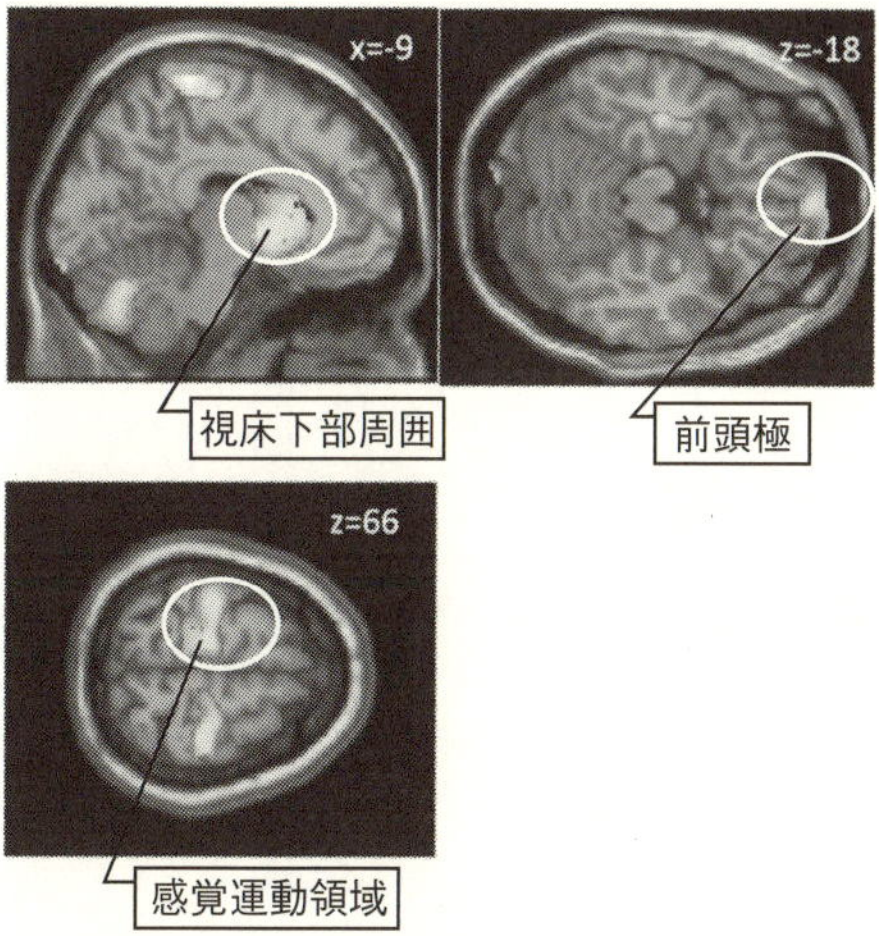

視聴時間と言語性知能に負の相関関係があるといえます。

これらのことから、**テレビを観る時間が長い子どもほど言語性知能が低く、3年後の変化量も小さいことから、その後の言語能力の発達が遅くなってしまう**ことを突き止めました。

このテレビ視聴が作用する脳の領域を示したのが図2－6です。**テレビの視聴時間が長い子どもは、前頭前野や前頭極、感覚運動領域、視床下部周辺領域における灰白質《かいはくしつ》量**が多いこと、また、数年後には灰白質量の減少が少ないことが分かります。

灰白質は脳の比較的表面に多く分布しており、神経細胞が集まっている層です。この灰白質は、児童期までは増加し、その後、発達とともにゆるやかに減少していくことが知られています。したがって、児童期から思春期の子どもの場合には灰白質量が多いことは発達的に遅れていると考えられるのです。

前頭前野や前頭極は、全般的な知能や言語性知能の発達に非常に重要な領域であり、灰白質量が少ないほど言語性知能が高いことと関係していることも分かっています。

感覚運動領域はその名の通り運動能力と関係し、この領域の灰白質が少ないことと運動能力の向上が関係していることが分かっています。また、視床下部の大きさは攻撃性との関連が示唆されています。

したがって、長時間のテレビ視聴は、言語能力、運動能力や攻撃性を司る脳の領域に悪影響を及ぼすと考えられます。

テレビが与える子どもたちへの悪影響は昔から広く知られていることですが、脳科学からも改めて裏付けられ、脳の健全な発達を遅らせてしまうことが明らかにされたといえるでしょう。

上手なメディアとのつき合い方を考える

近年の急速なメディアの発達で、子どもたちのまわりはさまざまなメディアにあふれています。

ここまでの話で、スマートフォン、ゲーム、テレビなど、どのメディアも、脳の認知機能や意欲、運動能力と関係するような領域が変化し、健常な脳の発達を阻害してしまうという事実に驚きを覚えた方も少なくないでしょう。

しかし、だからといって、私たちの生活の中にすでに溶け込んでいるこれらのメディアを子どもたちから遠ざけることはできません。

大人たちはメディア漬けの暮らしをしているにもかかわらず、子どもたちにはゲームやテレビを敵視して、やめさせようとすることはできないでしょう。

「悪影響があるから使用を禁止・制限する」ということができればシンプルですが、第1章のスマートフォンの例で述べたように、親が子どもに使用制限を行っても、子どもは反発して隠れて使用するなど、親子ともストレスになりがちです。

では、現実的に、メディアとどのようにつき合っていくべきなのでしょうか。

重要なことは、メディアを問題視するのではなく、ここで挙げたリスクを正しく知った上で使用する、使用させるということだと思います。

子どもの場合は、どうしても今、楽しいからゲームをする、テレビを観るという考えになりがちです。

しかし、今の楽しみが自分の脳の発達にどのような影響を与えているか、ひいては将来の自分に悪影響を及ぼすものであるかを、まわりの大人が分かりやすく説明すれば、「自分のこと」として認識できるでしょう。

そうすれば、自分からメディアとのつき合い方を考え直し、上手な使い方が身につくことにつながるのではないでしょうか。

このような働きかけを行うためには、日頃からの親子のコミュニケーションが非常に重要になってきます。

第1章で、「スマートフォンを持っていても、1時間未満に使用時間を抑えることができる子どもたちは成績が良い」という結果が出たことを思い出してください。このとき、スマートフォンの使い方やルールを親子で話し合うなどして、コントロールする親子関係の良好さが陰で影響しているのではないかと述べました。

加えて、テレビやゲームなどメディアの長時間使用は、裏返せば、勉強時間や家族でのコミュニケーションの時間など、それ以外の活動の時間が減ることになります。

親子のコミュニケーション時間と脳発達や学力との関係については後の章で触れますが、ゲームやテレビの時間が増えることにより、コミュニケーションをとる時間も減ってしまえば、その分、メディアとのつき合い方を一緒に考えていくといった働きかけを行う機会も減ってしまうという悪循環に陥るでしょう。

もちろん、親子のコミュニケーション量は、子どもと一緒に過ごす時間が長ければいいというだけではありません。昨今、親子の会話やコミュニケーションが不足していると感じる親が多いと聞きます。

たとえば、「いつまでもテレビやゲームに夢中になるのはやめなさい」などと一方的に叱ったりするのではなく、親子のコミュニケーションの中に、その使用法について一緒に考えるというトピックを入れ、親側が一緒に考える姿勢を持つことも重要ではないでしょうか。

第3章

脳のやる気スイッチ「線条体」を活動させる方法

——〝やらされ感〟が学力にマイナス効果になる理由

やる気スイッチはどこにある？

これまでの章では、主に脳科学研究から見た、各種メディア使用が子どもの学力的側面に及ぼす影響について紹介しました。

今後の章では、その学力を高めるためには、脳科学的に何をすればよいのかという視点から見ていきたいと思います。

この章で取り上げるのは、やる気です。

「やる気スイッチって、どこにあるの？」という声をよく聞きますが、科学的にやる気を出す方法があるとしたら、知りたいと思いませんか？

勉強のやる気（学習意欲）についての科学的研究は、今まで心理学の「動機付け」の一分野として研究されてきました。

人は何かの行動をする際には、必ずその行動をするよう動機付けられていると考えられますが、どのように動機付けられているかはその人や状況により異なります。

例えば、「勉強をする」という行動の動機付けは、

「勉強すると、新しい知識やできなかったことができるようになるのが楽しいから」
という子どももいれば、
「入試で良い点数を取り、志望校に入学したいから」
「勉強しないと親や教師に怒られるから」
など様々です。

自己決定理論という非常に有名な動機付け理論を提唱したDeci & Ryanによれば、このような様々な動機は、「内発的動機付け」と「外発的動機付け」に大きく分けられます。

内発的動機付けとは、一言でいうと、その行動を行うことそのものから得られる満足感を理由として行動する場合を指します。先ほどの例で、「勉強することが楽しいから」という理由は内発的に動機付けられていると言えます。

一方で、「志望校に合格するため」や「怒られないようにするため」といった理由は、その行動をすることで自分への有益性や価値を得ることを理由として行動しており、外発的に動機付けられていると言えます。

わが子の場合はどちらのタイプだと思いますか？　それぞれの動機付けの研究についてもう少し詳しく見ていきましょう。

◉内発的動機付け――楽しいからやる、自分の成長がうれしいからやる

内発的動機付けは、さらに、

①その行動が持つ興味深さや面白さといったことで高まる場合

②その行動を遂行して個人の欲求が充足されることで高まる場合

この2つが考えられています。

②の「充足される欲求」とは何かといえば、有能感、自律性、関係性という3つの欲求が挙げられます。

有能感とは、その行動をすることにより、できる自分を感じることや、自信を得ようとする欲求を指します。

自律性は、自分でその行動を選択したという自己決定した感覚を得ること、特に、他の誰でもない自分の行動が結果を導いたと感じる欲求を指します。

関係性は誰かとつながっていたい、守られたいと思う欲求です。

①の動機付けの例を挙げると、純粋に勉強することが楽しい、新しいことを知ることが楽しいと感じられる場合です。

②の動機付けの例は、できないことができるようになりたい、もしくはできる自分を感じられる場合（有能感の充足）、誰かから強制されたのではなく、自分から勉強することを選んだ場合や、テストでいい点が取れたときに自分が頑張ったからだと感じられる場合（自律性の充足）です。

一方で関係性の欲求は、有能感や自律性ほど強くはありませんが、個人が繋がっている、受け入れられていると感じられる状況であるほど、動機付けが高まると考えられています。

●外発的動機付け――賞罰、アメとムチによる

一方、人間の多くの行動は外発的動機付けによっています。

我々の日常生活では、真にやりたいことだけをやっているわけにはいかず、特に成長するにつれて、必ずしも自分の興味のない活動をやらされる機会が増えていきます。

その行動自体が内発的に動機付けられていない場合、人は、何か別の結果を得るために（外発的動機付けによって）行動をしています。

例えば、「親や教師に怒られたくないから宿題をする」「志望校に合格するために勉強する」という理由はいずれも外発的に動機付けられて勉強をしているといえます。

しかし、同じ外発的動機付けでも、この2つは質的に異なっていることに気づきませんか。

「親や教師に怒られたくないから宿題をする」というのは完全に自分以外の外的な強制力にしたがって勉強しています。

それに対し、「志望校に合格するために勉強する」というのは、自分の進路を考え、自主的に勉強していると考えられます。

このように、一口に外発的動機付けといっても、〝自主性〟に応じて大きく4つの段階があるとされています。

最も自主性の低い外発的動機付けは、外的な調整です。

この段階では、外的な欲求を充足させるためや、外的に与えられる報酬を得る、もしくは罰を避けるために行動します。

「怒られたくないから宿題をする」という理由は、外的な欲求（勉強してほしいという親や教師の欲求）を充足させるためや、怒られるという罰を回避するためであると解釈でき、まさに外的に調整されている状態です。

次の段階は、取り入れ的調整といわれるもので、外的ではなく、自分の考えを理由とし

図 3-1　動機付けに関わる脳領域

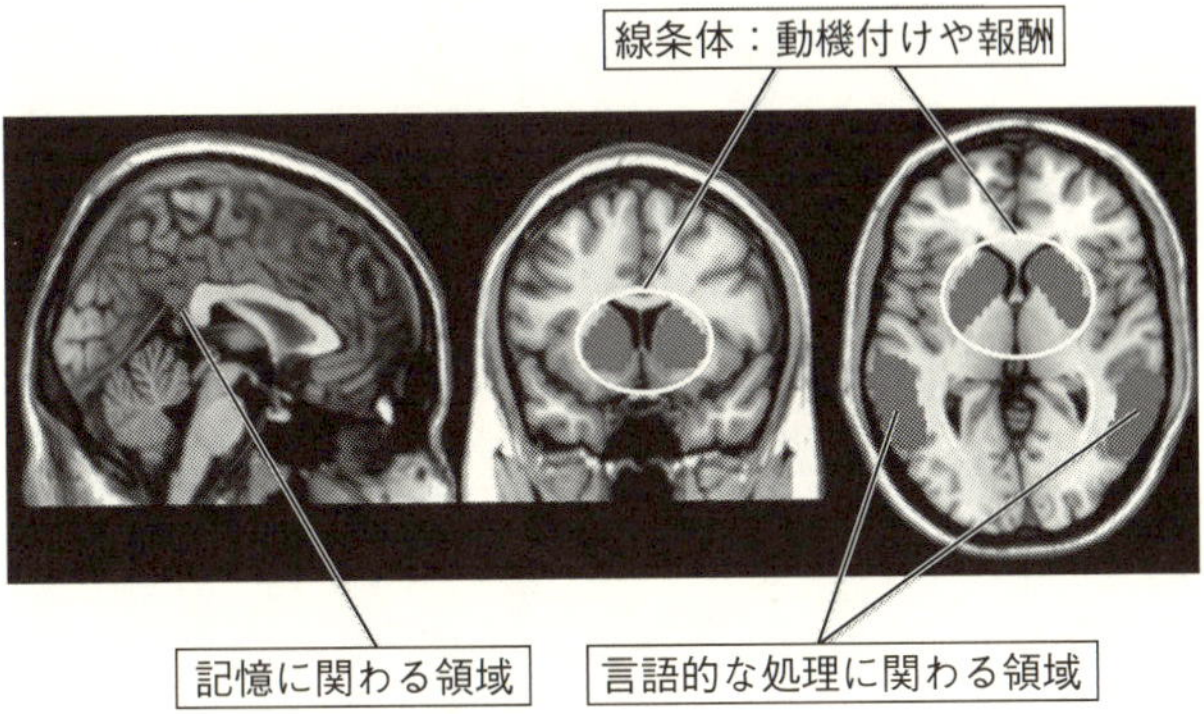

て行動しますが、罪悪感や不安を避けたり、プライドを守るために行動する段階です。

例としては、「みんながやっているから勉強する」といった理由が挙げられます。

3段階目は同一化調整といわれ、その行動に個人的な価値があると考えるために行う段階で、「自分にとって大切なことだから勉強しよう」という例が挙げられます。

最後の段階は統合的調整とされ、この段階では、同一化調整の段階での目的が完全に自分の価値観と一致し、自然とその行動を行うようになります。さらに、同一化調整の段階では、「自分のためになるから勉強しなくては」と、勉強することの価値を意識しなければなりませんが、統合的調整の段階では、もはやそのように考えるまでもなく、自然に勉強をすることができるようになります。このような統合的調整に裏打ちされた行動は内的動機付けによる行動と非常に似ていますが、どのようなレベルにしろ、何かを得るために行動するという点で内的動機付けとは異なるとされています。

このような外発的動機付けの段階の変化について、はじめは、外的な調整による他者からの報酬によって行動していますが、この活動をし続けることで、報酬ではなく、活動そのものの興味深さや価値を体感するきっかけとなり、段階が上がっていくと考えられます。また、高い段階にいる場合には、外的に強制しようとすると段階が下がってしまうことも知られています。

ここまでをまとめると、その子どもの自律性を重んじること、できたという経験をさせること、できた場合にはほめるなど肯定的に評価してあげることで子どもはやる気になるといえます。

最新の脳科学による知見では、「線条体《せんじょうたい》」という脳の中心部に近い部分に位置する領域が内発的・外発的の両方の動機付けと関係しているとされています（91ページ図3－1）。特に、内発的動機付けが高いほど線条体の活動が高くなることも示されており、この線条体が「やる気スイッチ」といわれる場所かもしれません。

「できた！」「やったね！」とポジティブな言葉をかけられるなど他者からの肯定的な評価を受け入れると線条体が活動し、この活動は、内発的に動機付けられているほど大きくなることが分かっています。

また、記憶や言語的な処理に関わるその他の領域の活動も動機付けの高低により活動が異なること、内発的動機付けが高いほど課題の成績がより良いことが分かっており、内発的動機付けを高めることにより、学習に必要となる脳領域を効果的に活性化できると考えられるのです。

「勉強する動機」で学力に意外な差が！

「何のために勉強するの？」

「この勉強が将来、役に立つの？」

といった声はよく聞きますし、日常生活の中で、例えば微分・積分が必要となる状況にはそうそう出会いません。

子どもに「何のために勉強するの？」と聞かれたら、どう答えますか？

何のために勉強するのか――これは、まさしく今まで述べてきた動機付けに関わる問題です。

おさらいになりますが、「新しいことを知ることが楽しいから」と勉強すること自体に価値や楽しみを見出していたり、「勉強していろいろなことができるようになると嬉しいから」という理由は内発的に動機付けられ、「テストで良い点を取りたいから」「みんながやっているから」「先生や親から勉強しなさいと言われるから」という理由は外発的に動機付けられている状態であると考えられます。

どんな理由で勉強するかは、どのように学力に関わってくるのでしょうか。あるいは内発的か、外発的かという動機付けの違いによって、学力に差が出るのでしょうか。

先ほど「脳のやる気スイッチ〝線条体〟は内発的に動機付けられているほど活動し、内発的動機付けを高めたほうが学習に必要な脳の領域を活性化すると考えられる」と述べました。

この仮説を実証するために、動機付けと学力について、仙台市教育委員会と調査研究を行った結果が図3－2です。

図 3-2　動機付けと学力の関係

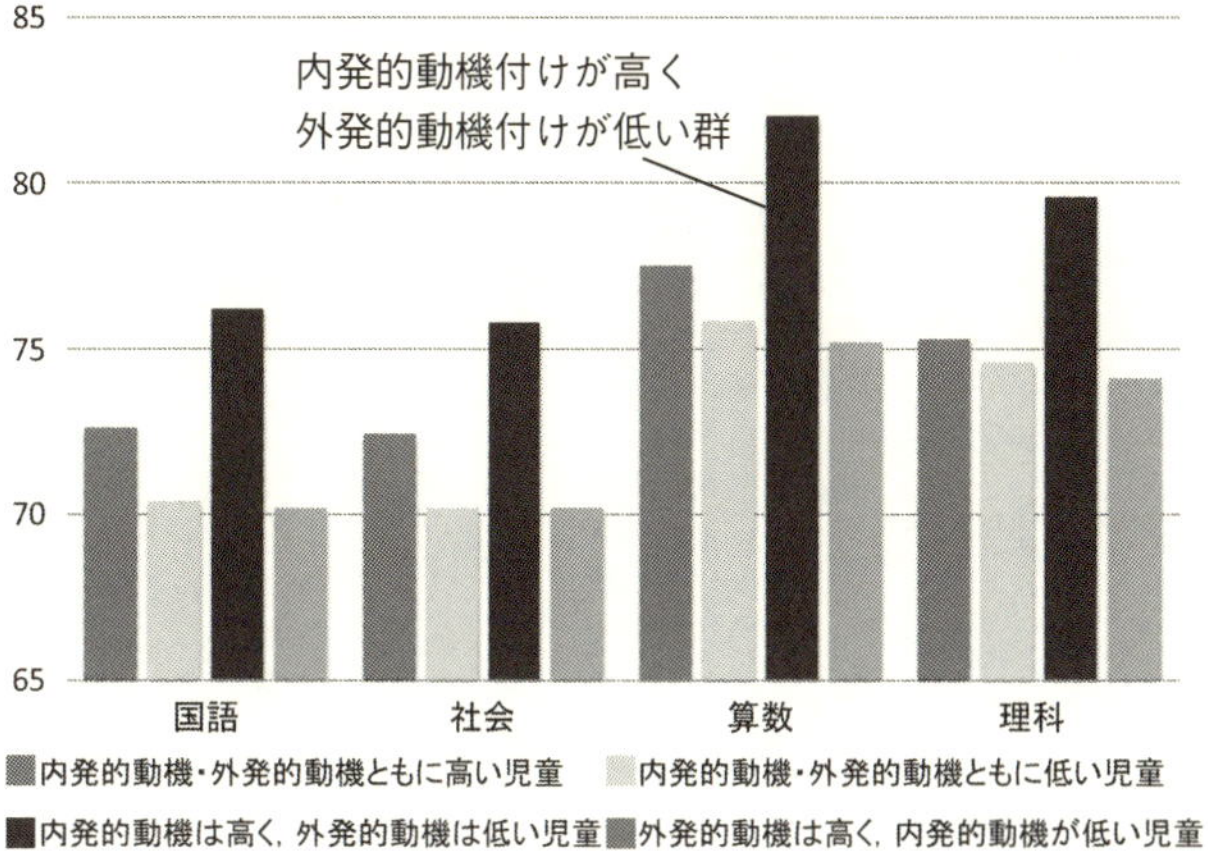

この研究は、仙台市7万人の子どもたち（小2〜中3）を対象に大規模なアンケート調査を実施し、

「勉強を通して、新しいことが分かるようになるのは楽しい」

「新しいことやワクワクするようなことを探しながら、いつも勉強している」

といった内発的動機付けを捉える質問項目と、

「悪い点を取ると、友達から馬鹿にされたり、家の人から叱られたりする」

「良い点を取ると家の人や友達からよくがんばったねと言われる」

といった外発的動機付けを捉える質問項目を取り入れ、これらに対する回答と学力との関係について分析・検討をしたものです。

私たちは、特に内発的動機付けと外発的動機付けのバランスに注目し、

(1)内発的動機付け・外発的動機付けともに高い群、

(2)内発的動機付け・外発的動機付けともに低い群、

(3)内発的動機付けは高く、外発的動機付けは低い群、

(4)外発的動機付けが高く、内発的動機付けは低い群

の4群に分け、それぞれの群についての国語、社会、算数、理科の平均成績を示しています。

この図を見ると、全教科に共通して(3)**内発的動機付けが高く、外発的動機付けが低い群が最も成績が高く、**次いで(1)内発的動機付け・外発的動機付けともに高い群の成績が高くなっています。

そして、(2)内発的動機付け・外発的動機付けともに低い群と(4)外発的動機付けが高く、内発的動機付けが低い群は、内発的動機付けが高い群（(1)と(3)）よりも成績が低い傾向があることが分かりました。

つまり、外発的に動機付けられている子どもたちよりも、内発的に動機付けられている

子どもたちのほうが学力が高いことを実証したデータになります。

おもしろいのは、(4)内発的動機付けが低く、外発的動機付けが高い群、つまり「やらされ感」を強く感じている子どもたちは、(2)ともに低く、あまりやる気のない子どもたちよりも成績が低い傾向にあるということです。

東大生は親に「勉強しなさい」と言われたことがない人が多い、などと聞くことがありますが、他者から強制されて勉強していると感じる場合、つまり勉強をさせられていると感じることは、学力にとってマイナス効果があることが科学的にも明らかになったのです。

また、内発的に動機付けを高めること、つまり子どもが自分自身で勉強することに楽しみを見出したり、やりがいを感じることができるように周りがサポートしていくことが成績向上につながると考えられます。

ここで気をつけていただきたいのは、学習に対する動機付けと学力は、因果関係ではなく、相互に関係し合っているということです。

学力は、「点数」という形で、子どもが受け取ることになります。

成績が良いということは、「勉強ができる自分」を感じることにつながり、有能感を得ることで内発的動機付けが高まります。

一方で、悪い成績は「できない自分」を突きつけられ内発的動機付けを低下させることを招き、悪循環に陥ってしまうと考えられます。

したがって、子どもの内発的動機付けを高めることで、良い成績を取ることができ、それが自信につながって内発的動機付けが高まるという良い循環へと誘導することが学習意欲を高めるうえで重要だといえるでしょう。

次節では、この内発的動機付けを高めるために周囲ができることについて、仙台市の調査で見えてきたことや、過去の研究結果から分かってきたことなどを中心にご紹介します。

笑顔は、脳にとってお金やモノと同じご褒美効果

先の仙台市教育委員会での大規模調査の結果、内発的動機付けが高いことで、学力が高くなることが分かりました。

では、動機付け、特に内発的動機付けを高めるために親や教師はどうすればいいのでしょうか。

例えば、子どもに勉強させようと思ったときにどのような手立てを取ることができるか

考えてみましょう。

その子どもが興味を持てるように勉強の教材を工夫することがいいでしょうか？　それとも、ここまでできたらご褒美《ほうび》をあげる、たとえば、「良い成績をとったらお小遣いをあげる」と言えば、子どものやる気は高まるでしょうか？

人によっては、締め切りを設けることやクラス内の友達と競い合わせることでやる気を出させるといった方法を取るかもしれません。

内発的動機付けに関する理論を提唱したDeci & Ryanによると、

「内発的動機付けを高めるためには、その個人の難易度に合ったレベルに設定すること、適切な評価をすること、否定的な評価をされないとその個人が感じられることで高まる」

といいます。

これを分かりやすくいうと、教材を工夫しようとした場合には、その子どもが難しすぎず、簡単すぎないと感じるレベルの課題を見極めることが重要だということです。

なぜなら、**問題が難しすぎると達成できず、簡単すぎると達成感を得ることはできません。**子どもは、頑張って達成できたと感じることで、できる自分に出会い、これらが有能感の充足につながるのです。

また、よくいわれるように、ほめるということも重要です。肯定的な評価を得ることで内発的動機付けが高まり、逆に否定的な評価により低下してしまうことも分かっています。

このことは、他者から認められることや、認められている自分を感じることで内発的動機付けが高まることを意味しています。

したがって、**子どもが自分でできたと感じること（自己効力感）が内発的動機付けを高める上**で重要であると考えられます。

一方で、他者から与えられた物理的な報酬は、内発的動機付けを低下させることが知られています。

「報酬」とは、いわゆるご褒美のこと。「物理的な報酬」とは金銭など目に見える報酬のことです。

ただし、「何かご褒美をあげる」のが悪いというわけではなく、この物理的報酬が問題なのです。正確には、その行動に対する動機付けを内発的なものから外発的なものへシフトさせてしまう力が物理的な報酬にはあると考えられています。

したがって、「**良い点を取ったらお小遣いをあげる**」というやり方をしたことがあるご家庭は多いかもしれませんが、科学的には、これを行うと、子どもは楽しさのために勉強をするのではなく、**物理的報酬のために勉強をするようになってしまい、内発的動機付けを低下させる**という意味で、あまり良い方策とはいえないようです。

しかし、一口にご褒美といっても様々あります。「お小遣いをあげる」、もしくは「毎月のお小遣いをアップする」といった金銭的報酬も考えられますし、「おやつをあげる」といった報酬（食べ物の報酬は生物学的報酬ともいわれます）もあります。

ご褒美というと、こうした金銭や食べ物などをイメージしますが、実は**「笑顔」も、子どもにとって立派な報酬なのです。**

私たちは、他の人から笑顔で「よく頑張ったね」とほめられたり、友達から「すごいね」と認められるといった人間同士のコミュニケーションで良い気分になります。

こうした**笑顔やほめられることは、脳にとっては金銭や食べ物などの物理的報酬と同じ効果がある**ことが分かっています。

これらは「社会的報酬」といわれ、人間特有の報酬です。金銭や食べ物などの物理的報酬は非社会的報酬といわれ、主に目のすぐ上あたりの眼窩《がんか》前頭皮質や中心部に近い「線条体」という脳の領域で処理されているという研究結果があります。

線条体は先ほど述べた「脳のやる気スイッチ」ですが、興味深いことに、これら社会的報酬も非社会的報酬と同じように脳内で処理されているのです。動機付けと報酬は非常に密接に関連しています。

前述のように、この線条体は内発的動機付けに応じて活動が高くなるため、動機付けを内的なものから外的なものへシフトさせてしまう物理的報酬ではなく、社会的報酬を上手に使うことで、動機付けを高めることができると考えられます。

「自分で選んで決めた」「自分ならできる！」と感じさせる働きかけを

知らず知らずのうちに、子どもの内発的動機付けを低下させてしまう方法は他にもあります。

やらなかったら叱るといった脅しや、締め切りを設けること、指示することや競争させることは、自分で選んでその行動しているという感覚（自律性）を減じてしまうため、内発的動機付けを低下させてしまう関わりであると考えられています。

つまり、内発的動機付けを高めるポイントは、自分で選択し、決定した感覚を得る機会を与えることといえるでしょう。

実際に、生徒の自立を重んじようとする教師は、生徒の内発的動機付けを高めることができる一方で、過度に強制された生徒は、複雑な課題や創造性が求められる課題を行うときに学習しなくなったり、主体性を失ってしまうことが確認されています。

「罰」に関しては、先述の報酬と同様、線条体などの領域も関連することが分かっていますが、島皮質と呼ばれる領域が罰に特異的に関与する領域の一つであるとされています。

内発的動機付けを高める働きかけとして、自分で選んで決めたという感覚（自律性）を与えることとともに、もう一つ忘れてはならないのが「有能感（自信）を与えること」です。

先ほど、どんな動機にしろ、成績が良くなれば勉強できる自分を感じて、内発的動機付けを高めるために重要な「有能感」を得ることにつながるというお話をしましたが、ほめ言葉や笑顔といった「社会的報酬」でも、この有能感を高めることができるのです。

「テストで良い点を取ったら、〇〇を買ってあげる」などと、多くの親は、子どものやる気を伸ばすために、「物理的報酬」（非社会的報酬）を与えがちです。

これは目に見えますし、子どももらったと実感しやすいご褒美ですが、一時的なものですし、外部からの報酬であるため、その子の内発的動機付けをかえって低下させるということを忘れてはいけません。

繰り返しますが、社会的報酬も物理的報酬（非社会的報酬）と同様に脳を喜ばせることができます。さらに、「自分なら頑張ればできる！」という有能感を高める効果が期待できるため、真に子どもを喜ばせることができるご褒美とは何かを考えながら子どものやる気を伸ばしていくことが重要でしょう。

図3－3は動機付けのバランスから図3－2と同様に4群に分け、子どもを取り巻く様々な環境との関係をまとめたグラフです。

〝学校生活〟とは、「学校の決まりを守っている」や「友達に会えるから毎日学校に行きたくなる」などの質問項目で、主に、その子どもが学校生活を肯定的に捉えている程度を示しています。

〝授業態度〟とは、「学校の授業などで、自分の考えを文章に書いたり、説明したりするのは好きなほうだ」「授業中、先生の説明や友達の発表に疑問を持ったとき、進んで質問することができる」などの質問項目で、主に授業を積極的に受けている程度を示しています。

図3-3　動機付けの違いによる生活・学習習慣の違い

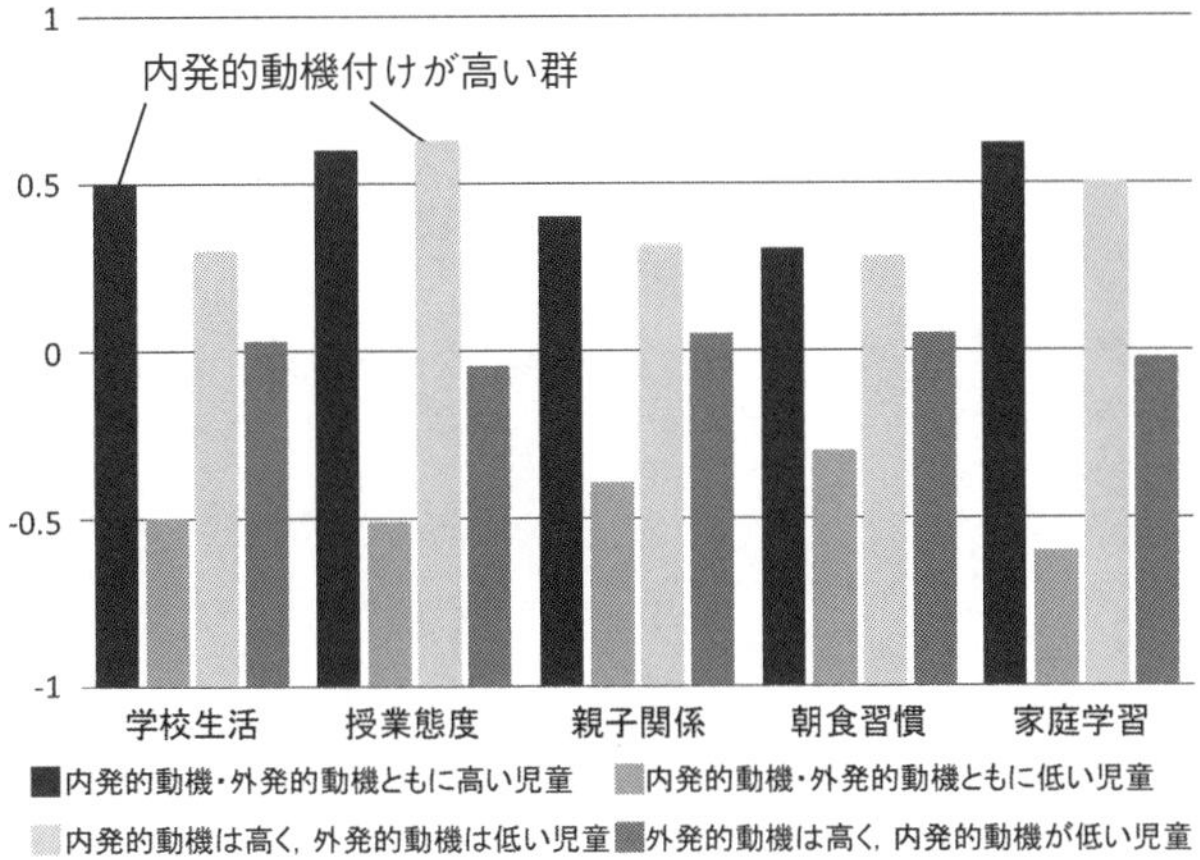

〝親子関係〟は「家の人に話を聞いてもらっている」、「家の人との約束を守っている」など、親子間のコミュニケーションや信頼関係が構築されている程度を示します。

〝朝食習慣〟は、「朝ご飯を食べずに学校に行くことがある」「朝食におかずを食べる」など、日頃の朝食習慣に関係します。

〝家庭学習〟は、主に家庭での勉強法について尋ねた項目で、「家でまとめ学習をしている」、「予習復習をしている」といったものが含まれます。

全体的なグラフの傾向として、内発的・外発的動機付けがともに高い群と内発的動機付けが高く、外発的動機付けが低い群が同程度に各項目で高い値を示しており、外発的動機付けが高く、内発的動機付けが低い群は中間的な値、内発的・外発的動機付けがともに低い群が最も低い値を示しています。

したがって、動機付けの低い子どもは、学校生活や授業態度が消極的であり、家庭における親子関係や生活習慣においても思わしくない状況であることが分かります。

これらのことから、その子どもの動機付けの高低は本人のやる気の問題だけではなく、家庭や学校での充実した生活とも関係し、周囲からの働きかけにより変化すると考えられるでしょう。

第4章

自己肯定感の高い子ほど学力が高い、のはなぜ？

——脳科学で証明！　自己肯定感を高める親の習慣とは

自己肯定感が低い子どもたち

前章では、学力向上のための子ども側の要因の一つとしてやる気、つまり動機付けについて取り上げました。この章では、子ども側のもう一つ要因として自己肯定感を取り上げます。

皆さんは「自己肯定感」という言葉を耳にしたことはありませんか。最近、学校現場でも「子どもの自己肯定感を育てることが大事だ」と盛んに言われ、「自己肯定感が高い子と低い子の違い」なども話題になります。

ただ、「自己肯定感がなぜ学力向上に結び付くのか」、すぐにはピンとこないかもしれません。

そこで、そもそも自己肯定感とは何か、から解説しましょう。

人は、発達とともに自分自身についての理解を深め、成長していきますが、自分をどのように理解するかによって、その後のその人と生き方を左右することになります。

幼児期や児童期の自己理解は、万能感に特徴付けられ、この頃の子どもは、自分は何にでもなれる、どんなことも上手にできると考えがちです。

幼稚園や保育園のときの将来の夢は、そんな万能感を反映していると考えられ、サッカー選手やケーキ屋さんなど誰もが自分の向き不向きとは関係なく夢を持ちます。その後、児童期、思春期を通して、自分と他の人の違いや自分の能力や性格などを客観的に捉えるようになります。

自己肯定感とは、このような自己意識の一つで、似た概念に、自尊感情や自尊心、自己評価といったものが挙げられます。

自己肯定感の定義を巡っては様々なものがありますが、ここでは、自分のことを肯定的に考えている、理解している程度、単純にいえば、自分を好きになる、自分に自信を持つことと定義します。

就職活動のエントリーシートでの自己ＰＲを作成するのに大変な思いをしている学生をよく目にしますが、自分の良いところを自分で認めるということは、なかなか難しいようです。

しかし、自分を認めることで得られる自己肯定感は、勉強やスポーツ、対人関係など日常生活の様々な活動に影響を与え、逆にこれらの活動が子どもの自己肯定感へ作用することも分かっており、子どもの学力や学校生活などと深い関係にあります。

子どもを対象とした自己肯定感に関する研究では、自己肯定感を高めることが中学生の学校生活での適応を促進することや、自己肯定感の低さと中学生女子の不良・犯罪行為が関係していることなどが明らかにされています。

また、自己肯定感と対人関係は相関関係があり、自己肯定感が安定している人ほど対人関係が円滑に進められ、積極的で良好な対人関係を構築できることがよく知られています。また、自己肯定感の年齢による変化については、11歳頃までは年齢とともに向上していきますが、その後12~13歳頃に最も低くなり、14歳頃までに改善され、その後、再度加齢とともに高くなっていくというU字型の発達曲線を描きます。

仙台市教育委員会との調査では、「自分には良いところがあると思う」という質問項目を子どもの自己肯定感を反映するものとして毎年データを集めてきました。

図の4-1は、「自分には良いところがあると思う」と回答した自己肯定感が高い子どもの割合を示したものです。その推移を見ると、平成22年では約7割いましたが、**平成23年に急激に落ち込んでいます。**その後、微増していますが、平成22年の値までは回復して

図 4-1　仙台市の小中学生の自己肯定感の経年変化

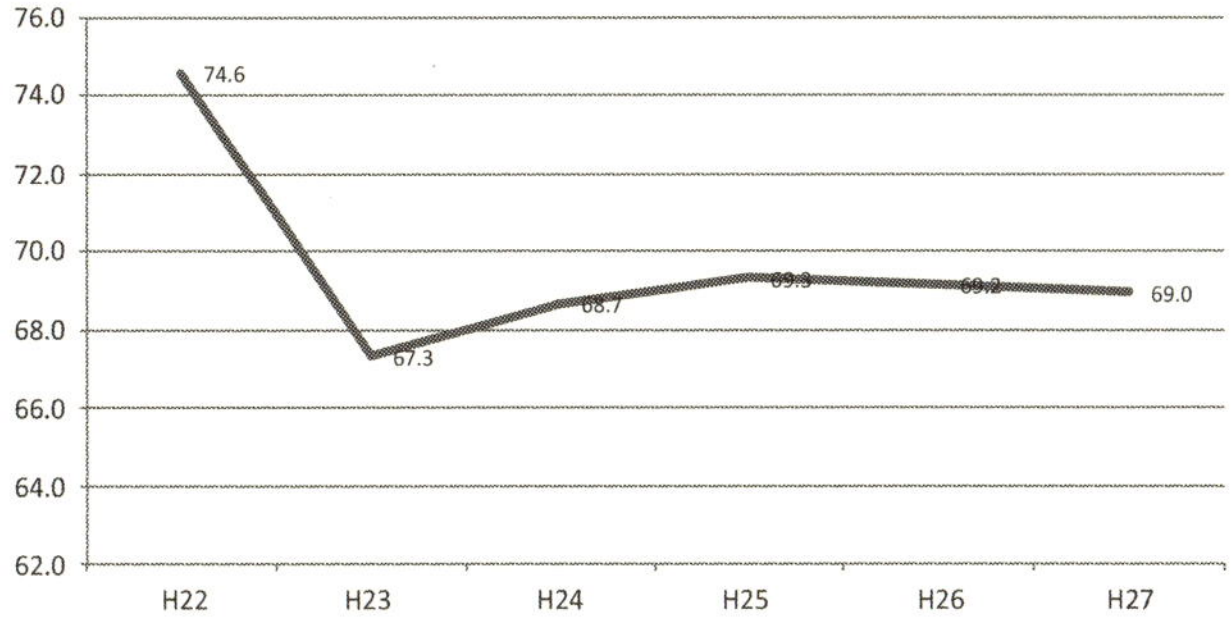

いません。

ご存じのように平成23年は、東日本大震災が発生した年であり、宮城県仙台市は東日本大震災の被災地の一つです。宮城県や岩手県の沿岸部での津波の被害など、皆さんの記憶にも新しいと思います。私もこの東日本大震災を経験しており、幸い被害はそれほど大きくはありませんでしたが、何日間か日常生活とはかけ離れた生活を余儀なくされ、私の中では非常に大きな体験として残っています。

特に子どもに対する震災の影響は、被害の大小にかかわらず、大きなものだったのでしょう。仙台市教育委員会の自己肯定感についての調査結果は、表面上では震災の影響がないように見える子どもも、確実に何らかの影響を受けており、自己肯定感の低下はこれらの影響が表面化した一側面であると考えられます。

心理学の領域では、古くから、人が自分ではどうしようもできないと感じられるような出来事にさらされた場合、憂うつになったり、自分には能力がないと感じてしまったり、集中力がなくなってしまうといった抑うつ的な状態に陥りやすいとされています。

このことから、仙台市の子どもは東日本大震災という大きな自然災害に直面し、自分ではどうしようもないと強く感じる経験となったと考えられ、その影響から自己肯定感が低下してしまった可能性が考えられます。

前述のように、自己肯定感は、勉強はもちろんのこと、対人関係をはじめとした日常生活を送る上で重要ですし、自己肯定感の低下は非行や犯罪行為との関係も示唆されていることから、現在の仙台市の子どもは危機的な状況に置かれていると考えられます。

自己肯定感を高めるために我々にできることは何かという点については、この章の後半でお話しすることにして、まずは、自己肯定感と学力の関係についてご紹介しましょう。

自己肯定感と学力は関係する

図4－2は、子どもの自己肯定感が、実際の学業成績とどのような関係があるかについ

図4-2　自己肯定感と学力の関係

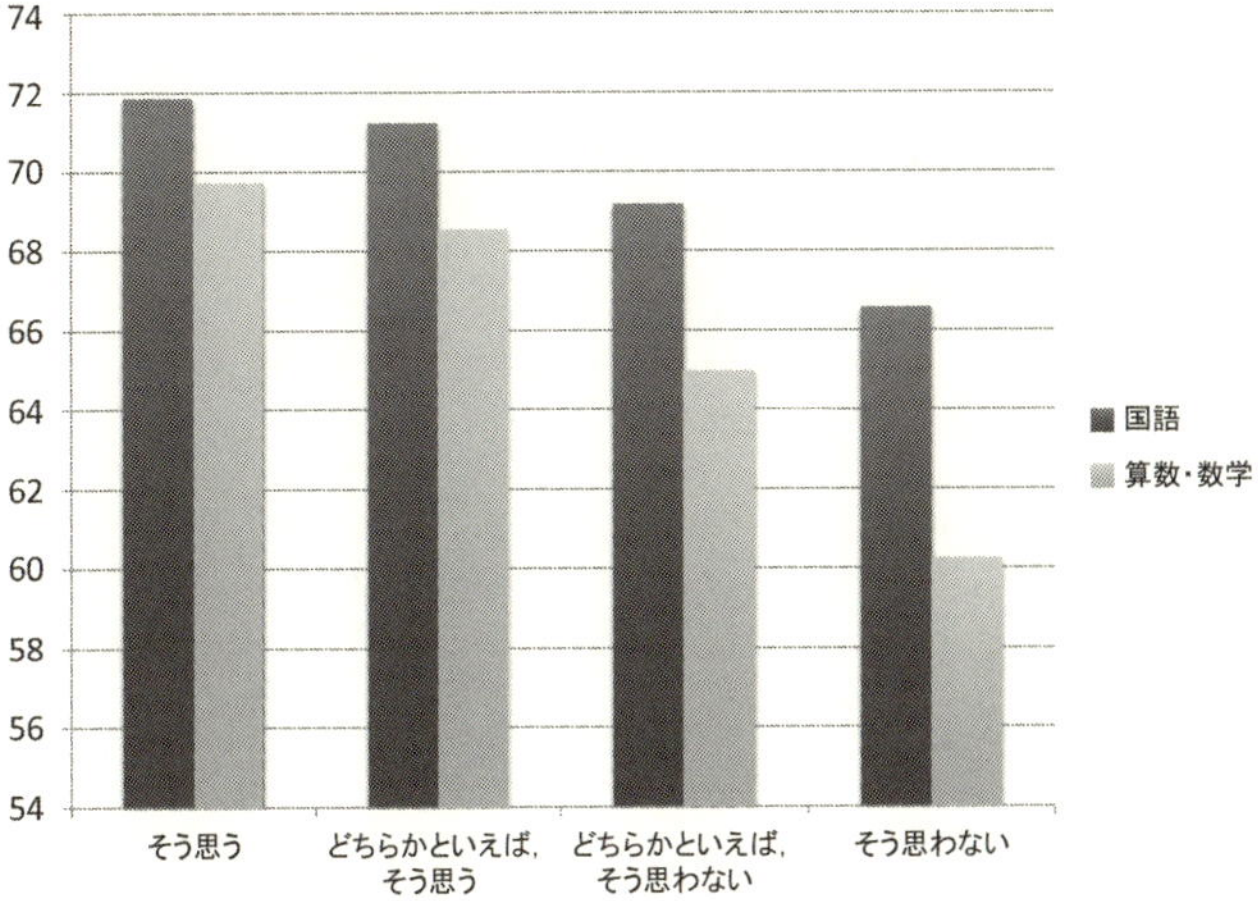

て、仙台市教育委員会で調べたものです。

平成26年のデータで、小・中学生に「自分には良いところがある」という質問に対する回答を、〝そう思う〟、〝どちらかといえばそう思う〟、〝どちらかといえばそう思わない〟、〝そう思わない〟の4択で尋ねました。回答は〝そう思わない〟から〝そう思う〟という方向で自己肯定感が高くなっていくと仮定できます。

自己肯定感の高さ別に、子どもたちをこの4群に分け、国語（左）と算数・数学（右）の成績の平均点を集計しました。

全体的な傾向として、国語も算数・数学も、子どもの自己肯定感が低い群になる（グラフの右方向）にしたがって、成績が右肩下がりになっているのが分かります。

自己肯定感の低い群は高い群と比較して、成績が低いことが明らかです。

また、グラフの形から、国語と比較すると算数・数学のほうは、〝そう思わない〟と答えた自己肯定感の最も低いと考えられる群の落ち込みが大きい、つまり、自己肯定感の高低が算数・数学で差が出やすいことが分かります。

図4－3は、自己肯定感の変化と学力の関係を表したもので、同じ子どもに平成26年と平成27年に自己肯定感についての質問に答えてもらい、各個人の1年間の自己肯定感と学力の変化をまとめたグラフです。

左ブロックは、自己肯定感が平成26年に比べて27年で肯定的になった群、つまり1年間の間に自己肯定感が上昇した群で、右ブロックは反対に否定的になり、自己肯定感が下降してしまった群です。

それぞれ国語、算数・数学の偏差値の変化（平成26年～27年）を見てみると、自己肯定感が上昇した群では、国語、算数・数学の偏差値も向上しています。

一方、自己肯定感が下がってしまった群では、どの科目の偏差値でも下がってしまっていることが明らかになりました。

図4-3　自己肯定感の変化と成績との関係

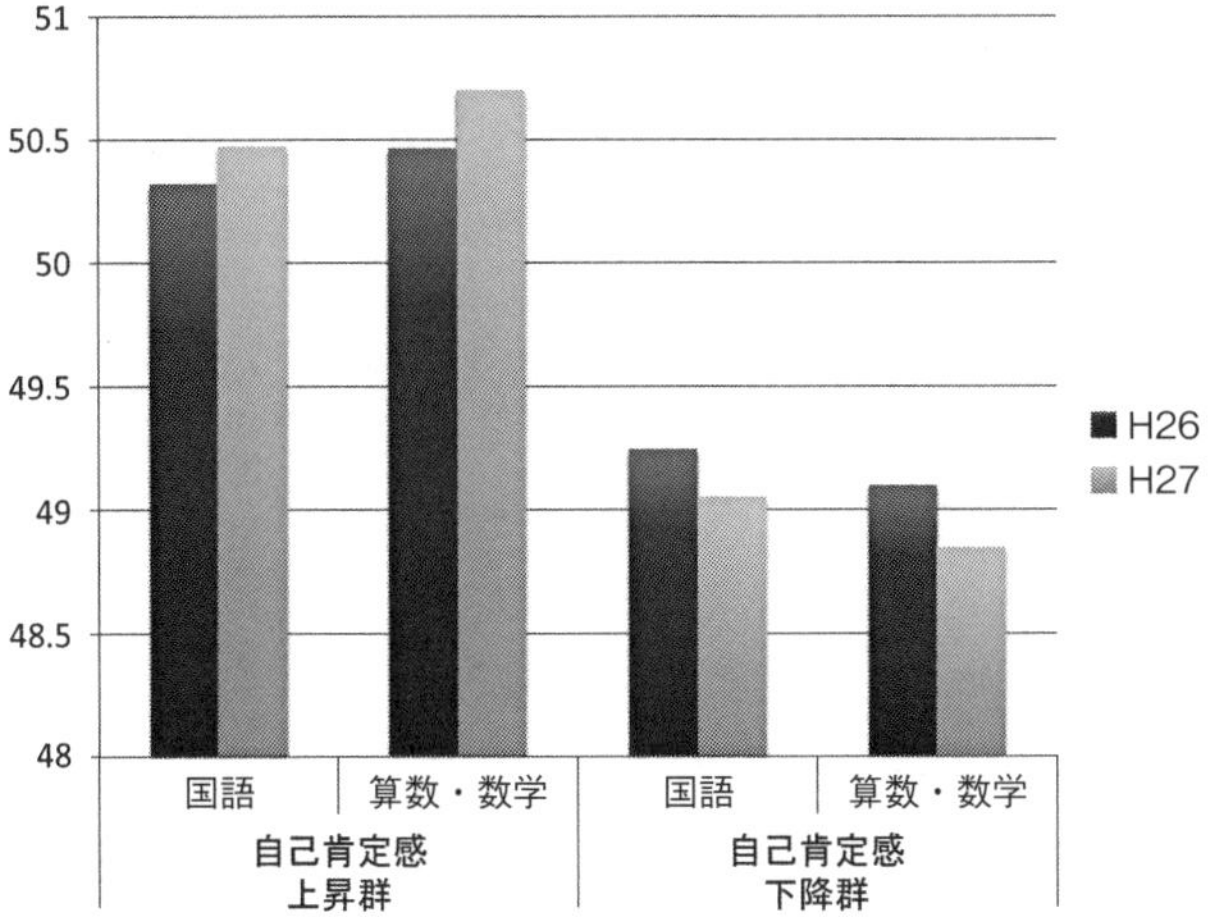

自己肯定感の高い子どもは低い子どもよりも学業成績が良いこと、自己肯定感が高まるほど学業成績も良くなるということが分かります。

ここで注意しなければならないことは、自己肯定感が学力に影響を与えるという一方通行ではなく、学力が自己肯定感に影響を与えるという逆方向にも働くということです。

前述のように、自己肯定感は自分に自信を持ったり、自分を好きになる程度を指します。つまり、自己肯定感の高低は、自分自身をどのように理解するかによって左右されると考えられます。

例えば、部活で活躍することが重要であると考える子どもは、レギュラーになっている自分を感じることで自己肯定感が高まるでしょうし、勉強ができることが重要であると考えている子どもにとっては、テストで良い点を取り、勉強ができる自分がその子の自信に繋がるでしょう。

したがって、学力と自己肯定感は相互に影響し、双方向の関係性が成り立つと考えられます。

「家族との約束を守る」習慣で、自己肯定感アップ

では、自己肯定感を高めるためには、子どもにどのように関わることが重要なのでしょうか。

近年、教育現場や親子関係において自己肯定感を育む指導や関わり方が注目を集めており、様々な研究・実践が行われています。

前節で、「自己肯定感は、自分をどのように理解するかによって変わる」と書きましたが、逆に言えば、子どもにどのように自分自身を理解させるか、つまり、子どもが自分自身を理解する時に見る〝自分の姿〟は周囲の働きかけによって変化させることができると考え

図4-4　家の人との約束を守ることと自己肯定感との関係

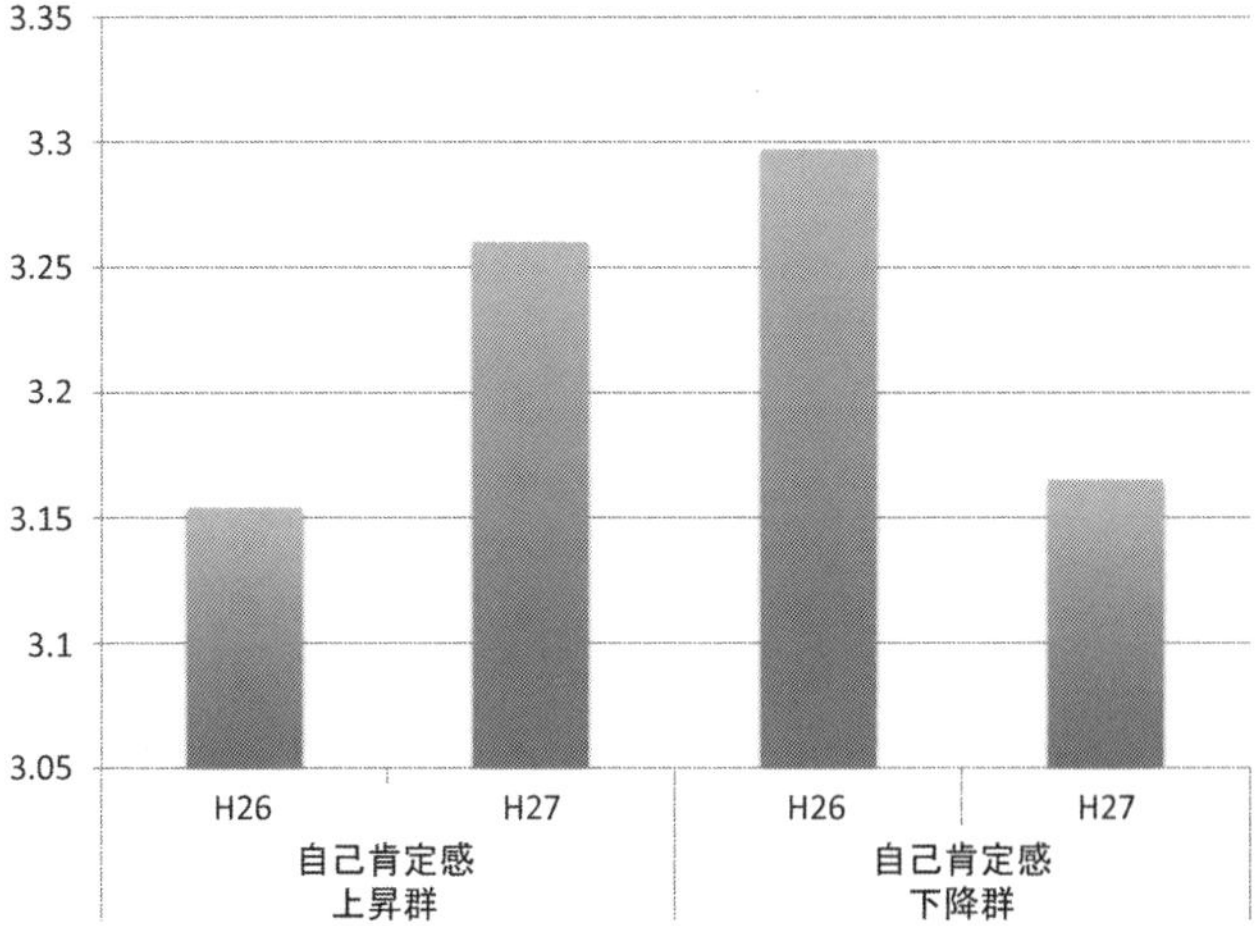

られます。

親の関わり方については、仙台市教育委員会が独自に実施している生活・学習状況調査の結果、明らかになった「自己肯定感と家族関係の関係」を紹介します。

結論から言えば、家族関係が良好で、親から自分が信頼され、認めてもらえていると感じている子どもほど自己肯定感が高い傾向にあることが分かったのです。

図4－4は、〝家の人との約束を守っている〟という質問に対する回答を便宜的に得点化し（そう思うを4点、どちらかと言えばそう思うを3点、どちらかと言えばそう思わないを2点、そう思わないを1点。得点が高いほど家族との約束を守っていることを反映）、

その得点の変化と自己肯定感の変化の関係を表したグラフです。

左の自己肯定感上昇群（1年間のうちで自己肯定感がより肯定的に変化した群）は、家の人との約束を守るように変化していることに対し、右の自己肯定感下降群（自己肯定感が1年でより否定的に変化した群）は、約束を守らなくなっていることが分かります。

家族との約束を守る程度は、家族間の信頼関係を表していると考えられ、約束を守ると答えた子どもたちは、家族間で良好な信頼関係を築くことができていると考えられます。

この結果は、単純に約束を守るように言えばいいということを表しているのではなく、約束を守っているということは、あくまで家族間の信頼関係を反映した一側面であると理解してください。

自己肯定感を高めるための関わりとして重要とされていることは、子ども自身が受け入れられていると感じられることや、親から自分が信頼されていると子ども自身が感じられるような関わりをすることです。

したがって、親から強制的に約束を守らされているという状況では、そのような感覚を得ることができず、自己肯定感を高めることにはつながらないでしょう。

このことは、心理学・脳科学的に証明されています。

自己肯定感は、その人が他の人から受け入れられていると感じられるほど高まり、逆に疎外されていると感じると低下してしまいます。

さらに、人は、仲間はずれにされたり、拒絶されるなど疎外されていると感じると、ストレスや身体的な痛みに関係する帯状回や前部島皮質《とうひしつ》、他の人のことを考える時に活動する前頭前野内側部といった部分の活動が高まることが示されており、これらの領域の活動の仕方は、自己肯定感の高低によっても異なっていることが明らかにされています。


次に紹介したいのは、仙台市が教育現場で取り組んでいる自己肯定感を高めるための実践例です。

前述したように、震災以降、仙台市の子どもたちの自己肯定感が低下しているという事態を受けて、仙台市の小中学校では、子どもたちの自己肯定感を高めるための授業を行っています。

前節で述べたように、自己肯定感を高めるためには、まず、自分がどのような人間かを客観的に捉え、次に、その客観的な自己像を肯定的に捉えることが必要です。

そこで、大きく分けて、①自分を見つめ、自分の良いところを発見することを目的とした授業と、②どうすれば肯定的に自分を考えることができるのかを発見することを目的とした授業を行っています。

①自分を見つめ、自分の良いところを発見することを目的とした授業

ここでは、自分を理解する上で自分自身をどのように見るかを気づかせます。

特に思春期は、自分を周りの人間（特に同年代の友人）と比較することにより、自分というものが非常に不安定になりやすい時期です。

これは、裏を返せば、自分よりも周囲の友達がどのような人間かのほうが理解しやすいということです。

実際に、自分のことはよく分かっていなくても、同じクラスの友達の良さを認めたり、苦手な部分を助けてあげる姿はよく目にするでしょう。

このように、児童期や思春期の子どもたちは自分よりも他人のほうが客観的に理解しやすいという点を利用し、「自分のことを他の人から教えてもらおう」というアイディアが生まれました。

実際の授業を見てみましょう。

まず、自分で考える自分らしさ、良いところや直したいところをワークシートに書きます。その後、4人1グループに分かれ、「○○さんと言えば××」というように、グループ内のメンバーについて、それぞれのワークシートに記入します。

すると、自分のワークシートには、自分が書いた良いところ、直したいところと、3人のグループのメンバーから教えてもらった自分らしさが書かれていることになります。

これを比べれば、自分らしさについて客観的に考えるきっかけになるわけです。

授業後の感想では、

「自分では良いところが何か分からなかったけど、書いてもらったことを見てみたらいっぱいあったので、自分には良いところがあると分かりました」

「自分では分からないことをみんなはいっぱい見てくれていて、とても嬉しかったです。これから自分の良いところを伸ばしたいです」

といったことが挙げられました。

この実践を通して、特に気づきにくいと考えられる自分の良いところについて知ることができ、自分には良いところがあるという思いを持つことができたといえます。

②どうすれば肯定的に自分を考えることができるのかを発見することを目的とした授業

ここでは、自信をなくしてしまったときに、どのように対処すれば肯定的に自分を捉えることができるのかを考えさせます。

特に、中学生になると、部活動や定期テストなどがあり、様々な場面で、自分が試される経験があったり、人間関係が複雑化したりすることから、現実的な自分の姿を突きつけられる場面に遭遇することで自信を失い、自己肯定感の低下を招く状況につながりかねません。

そこで、生徒個人の課題に直面し、自信をなくした場合に、様々な解決方法があることに気づかせるような実践を行っています。

具体的には、まず、導入として、「どんな時に自信をなくすか（なくしそうか）」と生徒に問いかけ、これまで自信をなくした場面や、今後自信をなくしそうな場面について、できるだけたくさん挙げさせ、その中から共通する問題について考えさせます。

その後、導入で出された自信をなくす場面の中から3つの場面について、肯定的に捉えるための自分なりの解決法を考え、グループに分かれてその解決法について話し合い、どの解決法が状況に合っているかを考えるという手続きで進行します。

生徒からは、自信をなくしそうな場面とその解決策として、「テストの点が悪かった時には次に向けて努力する」「受験がうまくいかなかった時は、通過点にとらわれず、夢に向かって頑張る／決まった高校で頑張る」といった解決法が出されました。

感想の中には、

「今までは自分はマイナス思考で考えてばかりだったため、プラス思考で考えることがあまりできなかった。しかし、みんなの意見を聞いて、どう考えると良いかが分かった」

といったことが挙げられ、肯定的に考えるきっかけとなったようでした。

このように、自己肯定感については、自分のことを客観的に捉えるために、他の人から見た自分を意識させることや、どのように考えれば肯定的に自分を捉えることができるのかを自分自身で考える機会を保障することが重要であると考えられます。

第5章

朝食のおかずが増えるほど、脳はよく成長する！

――食、睡眠、親子のコミュニケーションと脳の働きの相関関係

健全な脳は健全な肉体に宿る

これまでは主に、子どもの学力に関係する子ども側の要因について論じてきましたが、この章では、子どもを取り巻く生活環境と脳形態や脳機能との関係について取り上げます。「健全な精神は健全な肉体に宿る」という言葉があるように、肉体と精神は切っても切れない関係にあります。

この場合、精神がどこに位置しているのかという点については、様々な考えがあるのかもしれませんが、その人をその人たらしめるもの、その人の思考や行動を制御しているものが精神であると考えるのであれば、人の精神はまぎれもなく脳にあるといえるでしょう。「健全な脳は健全な肉体に宿る」なのです。

脳は身体の一部であり、身体の成長とともに、脳も成長していきます。したがって、子どもの健やかな発達を促すことが、脳を健全に発達させることにつながると考えられます。

脳と身体の関係については、私たち東北大学の研究グループ（Takiら[*3]）は、8歳から16歳までの子どもを対象として、脳形態、身長、体重と知能指数との関係について調べま

図5-1　身長と灰白質量が関連する脳領域

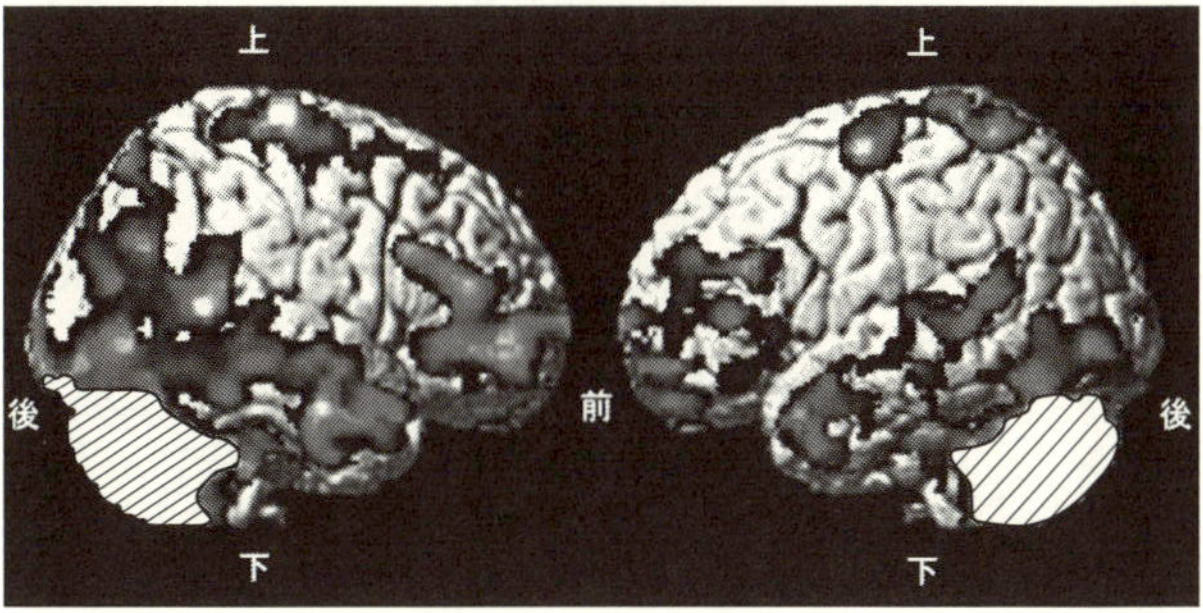

した。

その結果、言語能力や空間認知のような知能指数は体重ではなく、身長と相関することが分かり、身長が高いことと知能指数が高いことが関係していることが分かったのです。

身長と相関する脳領域を示した図が5－1です。

図では、色のついた部分、とくに斜線部が強い相関が認められた領域を示しています。この結果から、脳の様々な領域における灰白質（神経細胞が集まっている部分）が身長と相関することが分かりました。

また、このような関係が見られた領域は、IQとも相関する領域であったことから、身長が高いことは脳の大きさやIQと関係することが明らかとなりました。

ただし、この結果は、単純に「身長が高ければ頭が良い」ということを示しているのではありません。

身長と脳形態との関係については、成長ホルモンとインスリン様成長因子1（Insulin-like Growth Factor 1; IGF-1）が関連していると考えられています。

成長ホルモンやＩＧＦ－１は、児童期から思春期にかけて起こる成長期に関わる重要なタンパク質ですが、単純に体を大きくするだけではありません。

実は、脳や脊髄《せきずい》などの主要な神経の増殖を促進させる役割をも担うとされています。

これらは、バランスのとれた食生活で、発達に必要な様々な栄養素を摂取することで生産されることが分かっています。

つまり、身体を健やかに発達させる栄養素が、脳の発達にとっても重要であり、身体の健全な発達が脳の健全な発達にもつながるといえます。

では、体重と脳はどのような関係になっているのでしょうか。

世界的な傾向として、近年、子どもの肥満が増えています。

子どもには栄養が足りないよりは多いほうが健全な発達が促されると思われるかもしれません。しかし、一方で、肥満は万病の元といわれるように、過剰なエネルギー摂取による体重増加は、様々な悪影響をもたらすこともまた事実です。

なお、肥満については誤解している人が多いのですが、肥満と体重が重いことは違います。一般に身長が高いほど体重は増えますので、肥満かどうかを知る指標としてよく使われているのが、ＢＭＩ（Body Mass Index　体格指数）で、健康診断の結果などでよく目にするようになりました。

ＢＭＩ値は「体重（kg）÷身長（m）^{2}」で計算され、成人の場合は、18・5未満が痩せ型、18・5～25未満が普通体重、25以上からはＢＭＩが5増えるごとに肥満度が1上がる仕組みになっています。子どもの場合には、年齢によって肥満度が変わってくるため、一概には言えませんが、数値が高いほど肥満傾向にあると考えられます。

さて、肥満が様々な生活習慣病のリスクになることはあまりにも有名ですが、**肥満は身体的な疾患だけでなく、実は認知機能にも影響を与える**ことが報告されています。

例えば、肥満の子どもは、自分の行動をコントロールすることが苦手で、ついついやってしまいがちな行動を抑制することが苦手な傾向があるといった報告がされています。

また、ＩＱ検査との関係を調べた研究では、肥満の子どもは、視空間認知が必要とされるパズルなどが苦手な傾向があることも分かっています。このように、肥満は、認知機能にも影響を与えてしまう状態であることが分かります。

体重と関係する脳の領域を調べた結果が図5－2です。

東北大学の研究グループ（Hashimotoら）[*4]は前述の身長の研究と同様に、8歳から16歳の子どもの3年間の体重（BMI）の変化と脳形態の変化との関係について調べました。

その結果、多くの子どもは、成長期により3年間でBMIが増えていましたが、BMIの値の上昇が少ないほど（太らないほど）、図中で示した右の海馬やその周辺の灰白質量が増えていること、また、BMI増加に応じて灰白質量が増える領域はないことが分かりました。

図中のグラフを見ると、中央の直線（データの平均値）が右肩下がりであることから、BMI値の上昇と灰白質量の減少が関係し、3年間で太った子どもほど脳の灰白質量が減ったことが分かります。

海馬は、よく知られているように「記憶力」に深く関係している領域で、特に、海馬の大きさと視空間的な記憶との関係が指摘されています。視空間記憶とは簡単に言えば、目で見たものの色や形、位置、向きなどを記憶する能力のことで、これが低下すると、道に迷ったり、ものの位置関係を覚えることが苦手になったりします。

図 5-2　体重の変化量と相関する脳領域

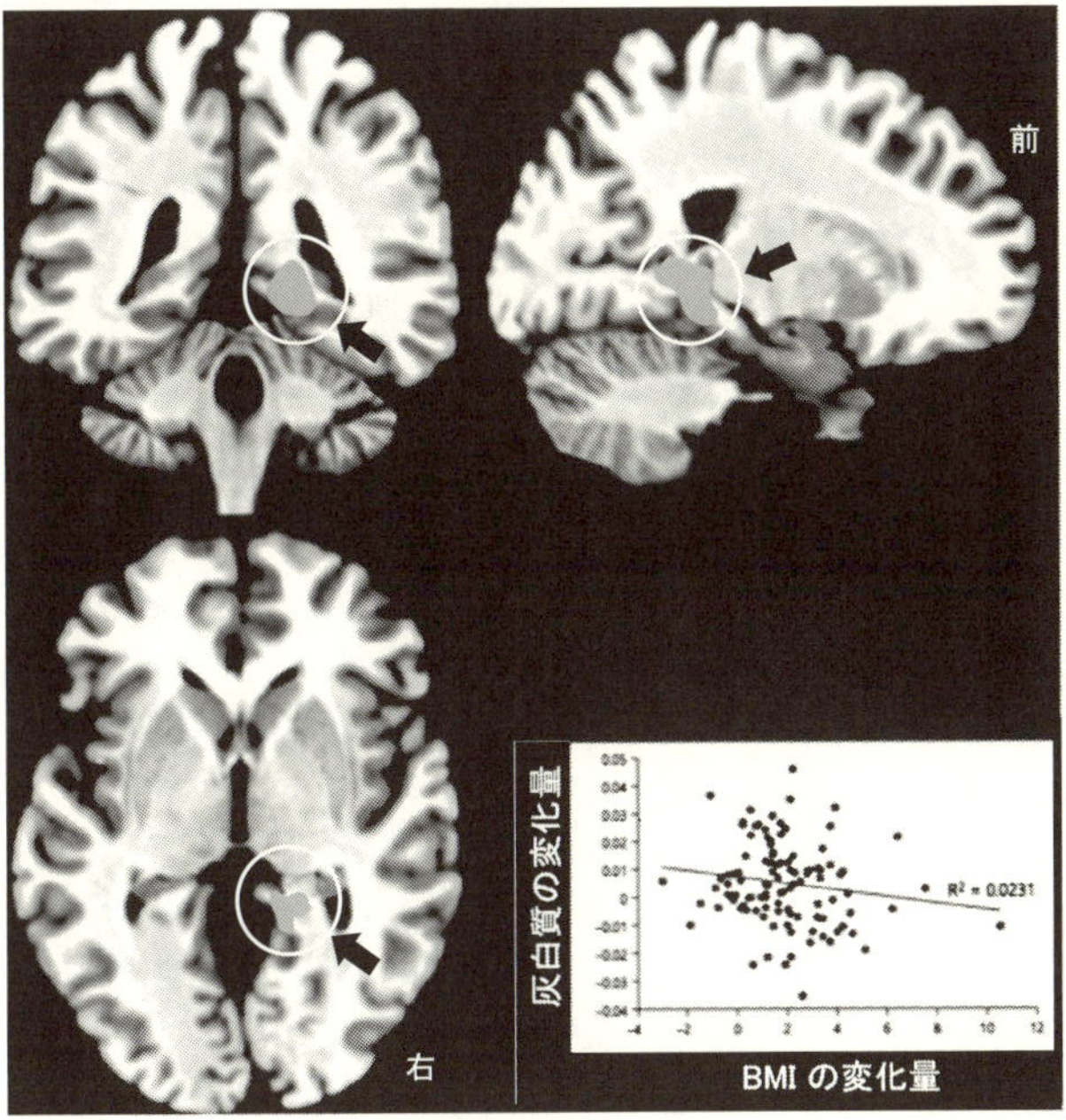

　先ほど述べたように「肥満の子どもは、視空間認知が必要とされるパズルなどが苦手な傾向にある」と指摘されていることを考え合わせると、**肥満による海馬の発達の遅れが認知機能に影響を与えている**と考えることができます。

　だからといって、「痩せるほうがいい」と結論づけるのは間違いです。

　この研究においても、注意しなければならないことは、太らないことと痩せることは同義ではないということです。

痩せている身体になりたいと強く願い（痩身願望）、無理なダイエットを繰り返す女性が問題となっていますが、思春期の場合、ダイエットが成長期の身体に与える影響は大人が受ける影響よりもずっと強力なのです。

実際に児童期から青年期の子どもを対象とした研究では、**痩せすぎの女児は標準体重の女児に比べて記憶力の成績が悪い**ことが明らかになっています。

したがって、痩せていれば良いというわけではなく、本来、十分な栄養を摂り、しっかりと身体や脳を発達させなければならない時期に、ダイエットなどによって十分な栄養を摂ることができないことは、その後の脳の発達に多大な影響を与えるということです。

以上のことから、言語機能や記憶力といった認知機能に関わる脳の領域の発達を促す上で、発達に必要充分なエネルギー、栄養素を適切に摂取することがいかに大事かが分かるのではないでしょうか。

また、**太らないほど、脳の灰白質が増え、特に視空間認知や記憶に関連する脳の領域の発達が促される**ことが分かりました。

「好き嫌いすると大きくなれないよ」とよく言いますが、身体だけでなく、脳も身体の一部にほかならず、栄養の摂取は、身体的な健康だけでなく、脳の発達にも非常に重要であるといえます。

脳科学的には「好き嫌いをやめると、賢くなるよ」といえるかもしれません。

次節からは、健全な脳を宿すために重要な生活習慣について論じます。

1 朝ごはんの習慣と脳の発達の関係

◉朝食を抜くと成績が下がる!?

まず、はじめに焦点を当てるのは、食生活、特に朝食習慣です。

前節で述べたように、栄養は身体的な発達や脳の発達に影響を与えることが分かりましたが、身体的な影響だけでなく、様々な影響が指摘されています。

例えば、栄養があまり足りていない子どもたちは、そうでない子どもたちと比べて、活動的でなく、大人に頼りがちで、あまりコミュニケーションを取りたがらないという傾向があることが分かっています。

健康な身体や精神状態を作り出す食生活において、特に重要なのは朝食です。

朝食を抜くことで、記憶力や集中力、問題解決能力が低下してしまうことはよく知られています。

仙台市の調査データでも、「成績のいい子どもは、朝食を毎日食べる傾向にある」ことがはっきり表れています。

図5－3は、仙台市標準学力検査の成績を元に、上位層グループ（仙台市全体の上位25％に入る児童、生徒）と下位層グループ（仙台市全体の下位25％に入る児童、生徒）を抽出し、「朝食を食べずに登校する日がある」という質問に対する回答を集計したものです。

グラフを見ると、上位層、下位層ともに過半数の児童、生徒が毎日朝食を食べている（朝食を食べずに登校する日が全くないと回答）ことが分かりましたが、割合が異なります。上位層では約9割が毎日朝食を食べていることに対し、下位層では7割弱にとどまります。

また、朝食を食べない日がよくあるという児童、生徒は、上位層グループではわずか全体の1％ですが、下位層グループでは1割を占めています。このことから、朝食習慣が学力に関係していることが明らかになっています。

朝食習慣の変化が学力の変化に影響を与えるという研究結果もあります。

米国では、低所得世帯における子どもの深刻な栄養不足が問題となり、１９６６年から

図 5-3　成績グループごとに朝食習慣について集計

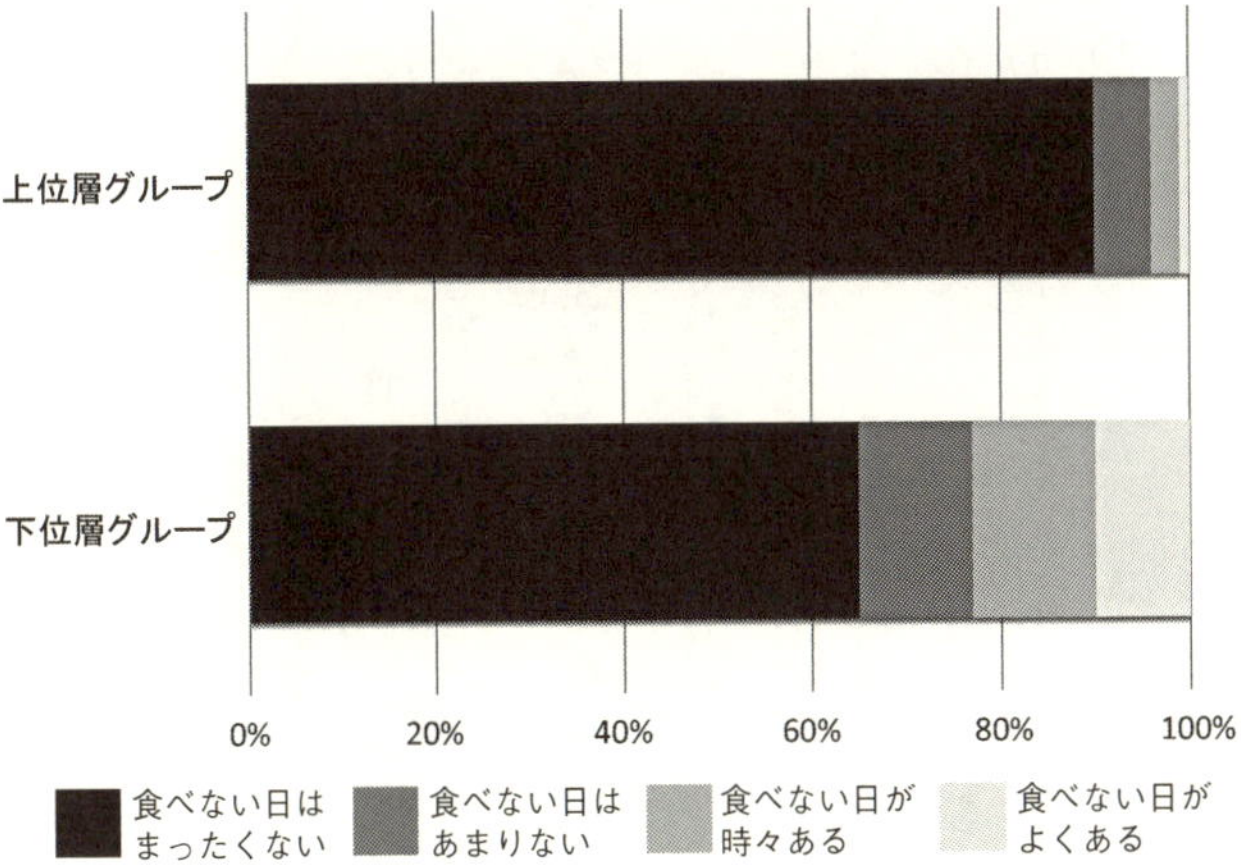

学校朝食プログラム(The National School Breakfast Program) が、1971年から学校昼食プログラム(The National School Lunch Program)が開始されました。

これは、特に栄養が足りない子ども達を対象に、州レベルで学校が朝食と昼食を提供する援助を行うプログラムです。

この学校朝食プログラムの実施前後で、子どもの朝食習慣状況と学業成績を比較検討[*5]したところ、1627名の生徒のうち、毎日朝食を食べる生徒は15%でしたが、プログラム実施後、この割合は約2倍の27%へ増加しました。

その結果、朝食を食べるようになった生徒たちは、プログラム実施前後で朝食習慣に変化がなかった生徒や食べなくなった生徒に比べて、数学の成績が上昇し、学校を欠席したり、遅刻したりすることが減ったことが明らかになっています。

朝食を習慣的に食べるようになることが、学力はもちろんのこと、学校生活への態度にも良い影響を与えると言えます。

では、朝食を食べることが、なぜ学力向上につながるのでしょうか。そのわけを脳との関係に焦点を当てて明らかにしていきましょう。

◉朝、パンよりご飯を食べるほうが脳は発達する

「朝食習慣で脳の形や働きが変わってしまう」

こう言うと驚かれるかもしれませんが、食事の習慣で体型が変わりますから、食事習慣が身体の一部である脳にも影響を与えることが納得いただけるかと思います。

朝食習慣によって、学業成績や学校生活の質が変わることについては前述しましたが、このような行動が変化するということは、行動を司る脳も変化すると考えられます。

朝食と脳の働きについて、私たち東北大学の研究グループ（Takiら）[*6]は、6歳から18歳の子どもを対象に、日頃の朝食の主食で何を食べるのか、それが脳の様々な領域におけ

る灰白質（脳の神経細胞が集まっている部分）の量とどう関係するかについて調べました。

保護者へのアンケート調査で、朝食にご飯を主に食べるのか、パンを主に食べるのかを選んでもらい、その回答をもとにご飯を主に食べる群（ご飯群）とパンを主に食べる群（パン群）に分けて、脳形態を比較検討しています。

図5－4はご飯群とパン群を比較した際に、**ご飯群がパン群に比べて灰白質量が多い領域**（左の下前頭回から上側頭回、および尾状核）を示しています。

これら領域は主に言語機能に関係する領域とされており、この領域の灰白質量の多さと、言葉の意味や、概念の理解など言葉に関する能力の高さが関係することが分かっています。

実際の調査データでも、**ご飯群の子どもはパン群の子どもに比べ、全体的な知能指数（IQ）が高い傾向があること**が明らかになりました。

朝食の主食はパンよりご飯のほうが脳の発達に良い——これは、前述した子どもたちの知能検査で発見されたものですが、なぜ、このような結果になるのでしょうか。

これは、ご飯とパンにおけるグリセミックインデックスの違いが影響を与えているのではないかと考えられています。

グリセミックインデックスはGI値とも略され、一時期、「低インシュリンダイエット」

などＧＩ値の低い食品を選んで食べるダイエット法で有名になりましたが、この値自体はブドウ糖の代謝スピードを表す指標です。

この値は、ブドウ糖の代謝速度を１００とした際のそれぞれの食品の相対的な代謝速度を示しており、値が低いほど、ゆっくりと代謝され、エネルギーが安定して供給されることを表しています。

食パンはご飯よりもGI値が高いので、朝食にパンを食べた場合は、ご飯を食べた場合よりも、ブドウ糖の代謝スピードが速いため、すぐにエネルギーがなくなってしまうといえます。

我々は、脳を動かすために、非常に多くのエネルギーを消費しています。

脳の重量が身体に占める割合はたった2%程度ですが、脳が消費するエネルギーは全体の18%ともいわれ、重量あたりのエネルギー消費量は、他の臓器と比較すると群を抜いて高くなります。

また、我々は、食物からエネルギーを摂取していますが、エネルギー源となるのは炭水化物と脂質です。

本来は、脂質のほうがエネルギーとして効率が良いのですが、残念ながら脳は非常に大

図5-4　ご飯群がパン群に比べて灰白質量が多い領域

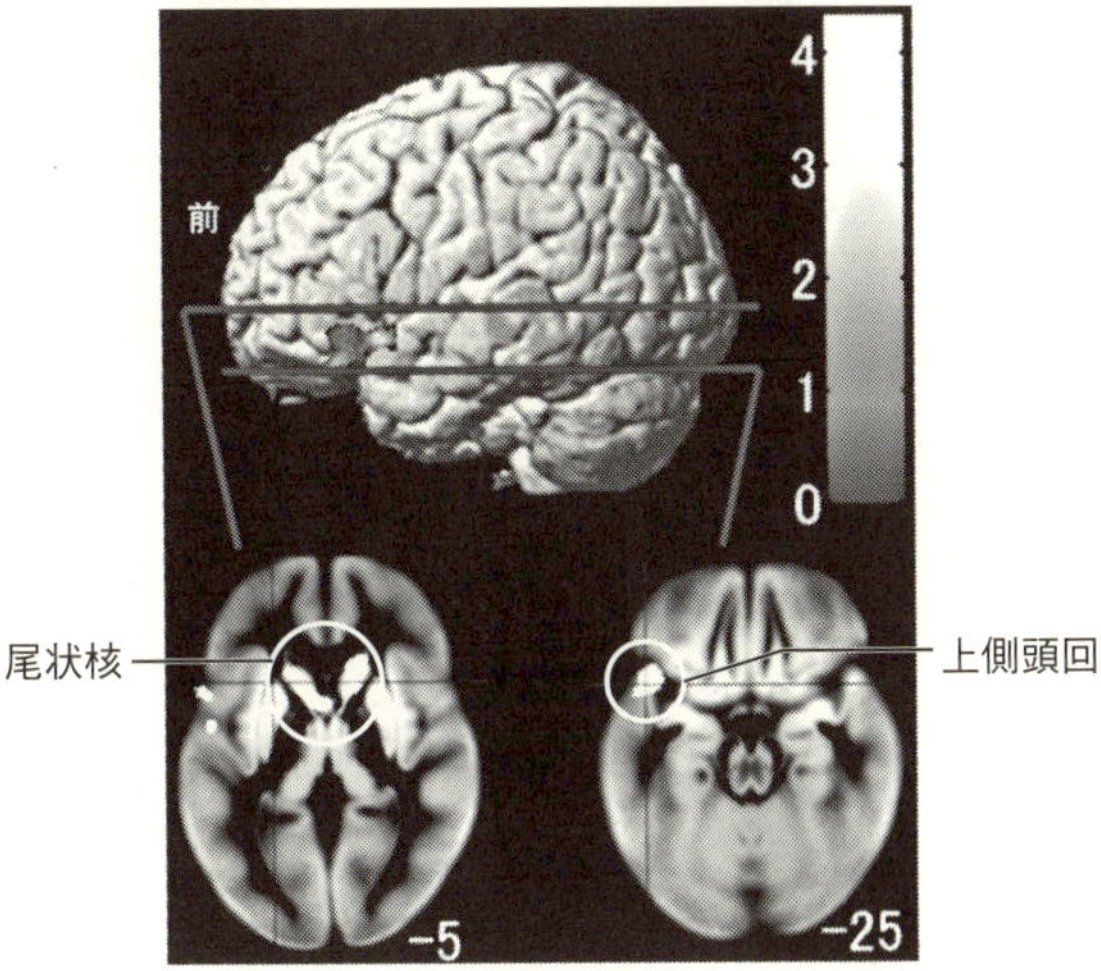

食いにもかかわらず、主に炭水化物から作られるブドウ糖のみしかエネルギーとして利用することができません。いわば、我々は、好き嫌いの激しい大食漢を頭に宿しているようなものです。

この大食漢にとっては、睡眠明けはいわゆる飢餓状態です。

仮に、一日3食とした場合、大体4〜5時間おきにエネルギーが供給されることになりますが、睡眠時間を8時間とすると、脳にとっては、非常に長い間、エネルギーの供給がないことになります。したがって、朝食をしっかりととり、**空腹状態の脳にエネルギーをきちんと供給することが脳の発達にとっては重要である**といえます。

また、その際に、できるだけエネルギーが安定供給されるように食事をとる必要があり、ご飯はGI値が低いため、エネルギー安定供給されたことにより脳の形態に相違が生じたと考えられます。

◉「主食だけ」はNG！ おかずを増やすほど脳の働きはよくなる

誤解のないように説明すると、このデータは、「朝食はパンよりもご飯を食べるべきである」ということを示しているわけではありません。

なぜなら、摂取した食べ物全体のGI値は、主食だけで決まるわけではなく、その食品の調理法や一緒に食べる他の栄養素によって、GI値を下げることができるからです。

同じパンでも、全粒粉やライ麦パンなどは食パンよりもGI値が低いですし、一般的に米であれば、精米された白米よりも玄米のほうが、GI値が低いとされています。

日本酒の大吟醸に代表されるように、我々日本人は雑味を削ったものが好きです。しかし、我々が雑味として削ってしまった部分は、繊維質やその他の栄養素が豊富に含まれており、これらの要素がGI値を下げる役割を果たします。

また、**炭水化物に、食物繊維やたんぱく質、脂質などを一緒に食べることでGI値を低**

下させることができます。

つまり、子どもの脳には、朝食に「パンだけ」「ご飯だけ」を食べるのではなく、「おかず」もしっかり食べることが大事ということです。バランス良く栄養を摂ることによって脳に安定したエネルギー供給をすることができるといえるでしょう。

では、摂取する栄養素によって、脳の働きはどのように変わるのでしょうか。

この問題については、同じく東北大学と佐賀栄養製品研究所との共同研究（Akitsuki ら）[*5]で、朝食の栄養と脳の働きについて、機能的磁気共鳴画像法（ｆＭＲＩ）を使って明らかにしています。

この実験の参加者は、起床後、水のみを摂取して記憶力に関する課題をｆＭＲＩの中で行い、課題遂行中の脳活動を測定しました。

次に朝食として、「水のみ」（水のみを飲む群）、「砂糖水」（砂糖水を飲む群）、砂糖水と同カロリーの「栄養補助食品」（栄養食を飲む群）のいずれかを摂取してもらい、30分後、90分後、１８０分後に同様の課題を行い、脳活動を測定しました。

図５－５の脳画像は、朝食の質の違いによって脳の活動に差がみられた領域で、「栄養

素群」が他の群より主に前頭前野の脳活動が高まることを表しています。

〝砂糖は脳のエネルギー〟といって、「**勉強中に甘いものを食べると頭の働きがよくなる**」**という説がありますが、この脳科学実験から見ると正しくありません。**

栄養食群と砂糖水群では、摂取したカロリーは同量なので、この差は、ブドウ糖だけでは説明できず、**糖分だけでなく、バランスのとれた栄養を摂取することにより、同じ課題を行っても、脳の活動が高まる**ことの証拠となります。

図5－5のグラフで、各領域の朝食後の時間経過による活動量の推移を見ると、もっと面白いことが分かります。

水のみ群は、食前に比べ、すべての領域で時間経過とともに活動量が減ってしまっています。

一方で、栄養食群の活動は食後180分経っても活動が上がっている領域があります。

砂糖水群はといえば、特に左前頭前野内側部（左上）と上前頭回（右上）のグラフで、食後長時間経った場合には活動量が低下してきてしまい、エネルギー供給が安定しないことが分かります。

この実験で脳の活動量に差が出た**前頭前野や上前頭回は、抽象的な思考や自分の行動を**

図5-5　朝食の質で脳活動が変化する領域

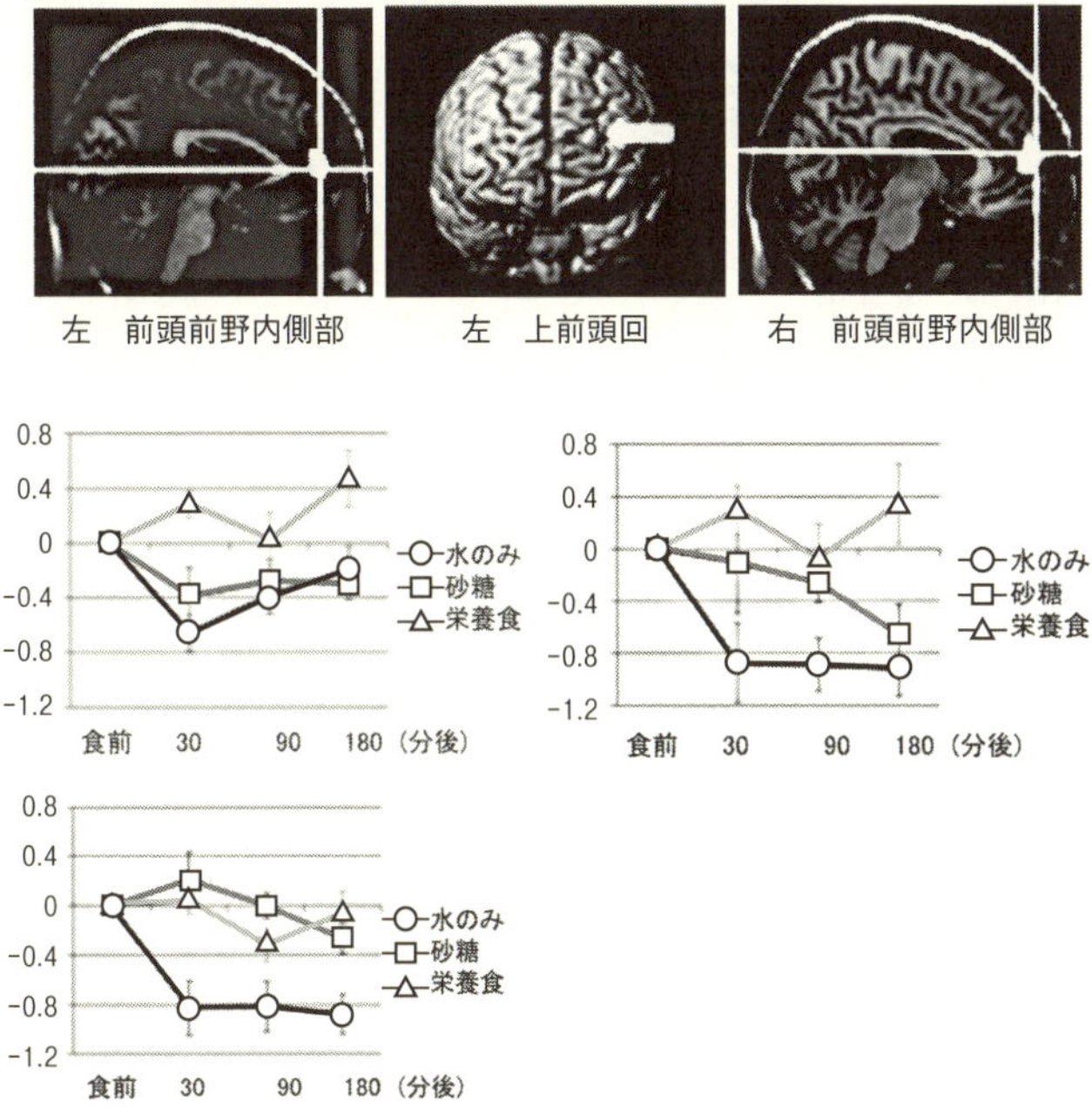

コントロールする能力と関係する領域であるとされ、学習に重要な領域であるといえます。

つまり、朝食を抜くと、学習に関連する脳の活動が非常に鈍くなってしまうこと（水のみ群の結果から）、「パンだけ」「ご飯だけ」など糖質のみに偏った朝食を食べた場合には、長時間、安定して脳が働かなくなってしまうこと（砂糖水群の結果から）が分かります。

仙台市のアンケート調査でも「朝ごはんを食べない子ども」が数割いましたが、朝食を抜く習慣のデメリットは、脳の働きが鈍るだけではありません。

空腹感や疲れを感じるため、集中して学習に取り組むことができなくなり、学業成績の低下を招くと考えることができます。

朝食を抜く一日二食健康法が一時ブームになりましたが、子どもの脳の発達には朝食を欠かさず食べる習慣をつけること、さらにいえば、カロリーよりも栄養バランスが大事であるといえるでしょう。

2 睡眠の習慣と脳の発達の関係

◉なぜ、睡眠不足は成績を下げるのか

次に焦点を当てる生活習慣は、睡眠習慣です。

現代の日本人はあまり寝ていないようです。

NHK放送文化研究所が5年ごとに行っている国民生活時間調査における睡眠時間の経年変化では、10代から70歳以上のすべての年齢層で、睡眠時間が減少していました。

２０１５年の調査結果では、睡眠時間の減少が緩和されていますが、１９７０年代の睡眠時間と比較すると、約1時間ほど短くなっています。

特に、10代は、２００５年から２０１０年の５年間で約20分睡眠時間が短くなっており、他の年代よりも、睡眠時間の短縮が顕著です。

また、子どもの就寝時間のデータでは、10代の約４割が午後11時までに就寝しており、3割が午後11時から午前0時、残りの３割は日付が変わってから就寝していることが分かっています。

一方で、起床時間の経年変化は、ほぼないため、国民全体の睡眠時間の短縮化は、生活の夜型化によるものであると考えられます。そして、この夜型傾向が、子どもの世代にも浸透してしまっているといえるでしょう。

「寝る子は育つ」といわれるように、睡眠不足が子どもの心身の発達に悪影響を及ぼすことは言うまでもありませんが、特に学業に関わる科学的知見を整理しておきましょう。

まず、**大人よりも子どものほうが、睡眠不足による日中感じる眠気が強い**ことが分かっています。

例えば、夜更かしや睡眠不足で、身体のリズムが崩れると、抑うつ的になったり、イライラするようになったりといった精神的な影響を来すことが知られていますが、身体的にも、**幼児期に睡眠時間が十分にとれていない子どもは十分に睡眠をとっていた子どもよりも、思春期で肥満になる確率が高いことも分かっています。**

また、特に思春期では、成長するごとに、就寝時間が遅くなる傾向があることが分かっています。しかし、登校時間があるために、朝起きる時間は、児童期から思春期を通してほとんど変化はないことから、成長するにしたがって、睡眠不足になるといえます。

実際の睡眠時間が短くなっても、1日に必要とする睡眠時間の長さは、思春期から青年期にかけて変わりません。したがって、現代の子どもは成長すればするほど睡眠不足になってしまう傾向にあると考えられます。

実際、週に1回以上、日中に居眠りをする割合は、中学生で40％以上、高校生では約7割の子どもが寝ているという報告もあります。

睡眠不足が子どもの学業に与える影響として、仙台市の調査データの結果では（図5－6）、朝食習慣と同様に、成績の上位層グループ（成績上位25％）と下位層グループ（成績下位25％）に分け、平日の就寝時間ごとに割合を集計しました。

結果として、上位層グループでは、午後10時以前に寝る子どもが4割を超える割合を占

図 5-6　成績グループごとの就寝時間の分布

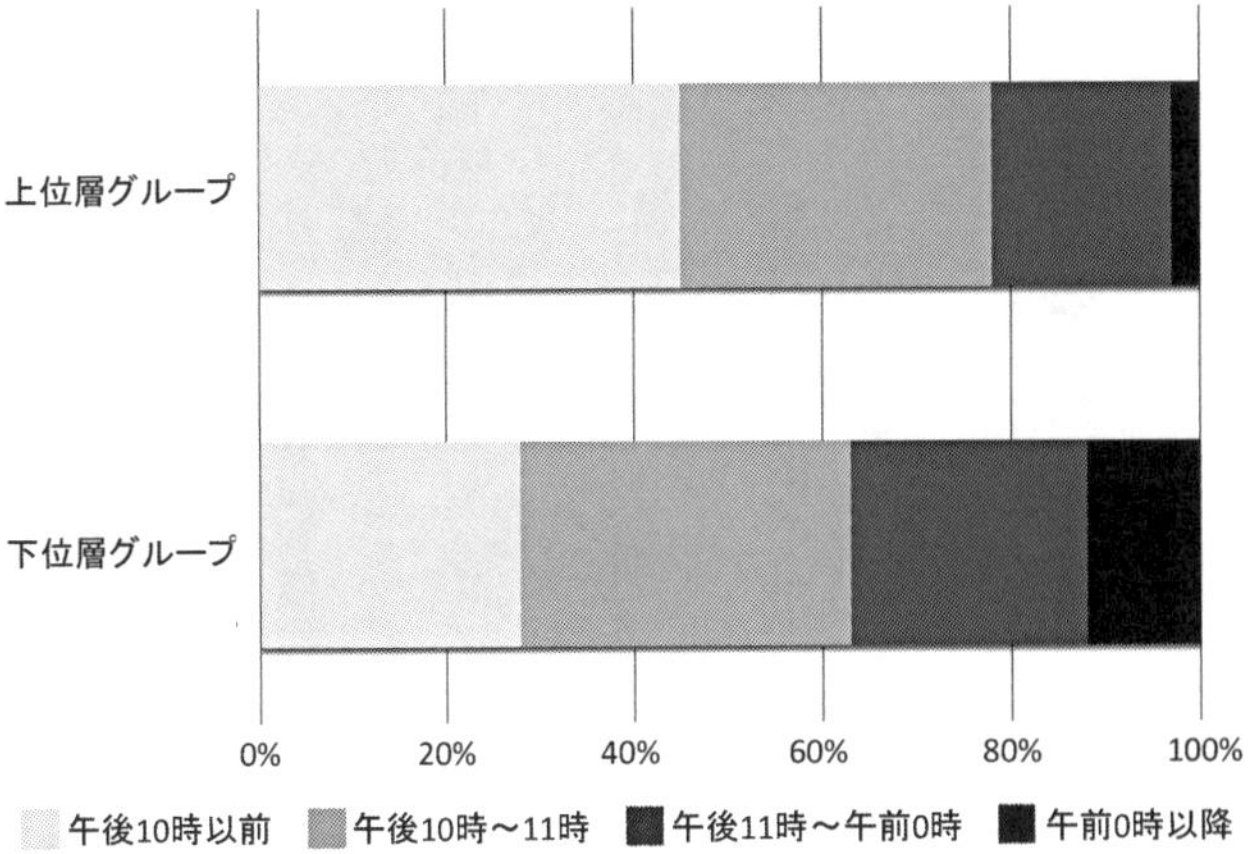

めることに対して、下位層グループでは約3割にとどまります。

また、日付が変わってから就寝する子どもは下位層グループでは1割強いるのに対し、上位層グループでは1割に満たない結果となっています。したがって、就寝時間が早い、すなわち睡眠時間が長い子どもは成績の上位グループに多くいることが分かりました。

このように、睡眠時間の長さと成績の関係については、平日の就寝時間が遅いほど成績が悪いことが国内外の研究によって明らかにされており、仙台市のデータもこのような研究と一致する傾向が見られたと考えられます。

夜に寝る時間が少なくなり、日中にも眠気を感じるようになると、授業に対する注意力や集中力が落ちてしまうことはたやすく想像できます。

さらに、睡眠不足によるイライラや抑うつも授業態度や勉強の効率に影響を与えるため、睡眠時間の短さが学業に与える悪影響はより強いと考えられます。

このような睡眠と認知機能の関係を調べた心理学的な実験では、慢性的な睡眠不足の状態にした結果、睡眠不足が続くほど注意力を必要とする課題の成績が低くなってしまうことが明らかにされています。

睡眠不足が身体面、精神面、そして認知や学業面に与える様々な影響を考えれば、仙台市の調査によって明らかになった結果は、睡眠時間が与える影響のうち、睡眠時間と学業成績というほんの一側面を見ただけに過ぎないといえます。

昨今、軽視されがちな子どもの睡眠時間ですが、学校生活だけでなく、その子どもに思いもよらないほど多大な影響を与えているということを認識する必要があるのではないでしょうか。

◉「寝すぎるとバカになる」ってホント？

前節では睡眠時間が短い場合の様々な影響について述べましたが、逆に、長く寝すぎることの影響はないのでしょうか。

アメリカ国立睡眠財団（National Sleep Foundation）によれば、就学児（6～13歳）では、9時間から11時間の睡眠が医学的に推奨されています。

現実には、睡眠時間を9時間から11時間も確保できている家庭は少ないでしょうが、子どもの場合は11時間睡眠でも決して寝すぎではないのです。

では、平均的な睡眠時間の子どもと長時間睡眠の子どもでは、どちらが成績が良いと思いますか？

「睡眠時間は長すぎても健康に良くない」という説もありますから、「普通に睡眠をとっている子どものほうが成績が良くなるのではないか」と予想されるかもしれませんが、仙台市の調査から、この予想を覆す結果が明らかになりました。

図5－7は、平日の睡眠時間の長さによって群分けし、成績を比較したグラフです。

このグラフによると、国語、社会、算数・数学、理科のすべての教科で、6時間未満の睡眠時間（短時間睡眠群）の子どもの平均成績が最も低く、次いで6時間から8時間（平均的な睡眠時間群）寝ている子どもが高く、成績が最も良かったのは、8時間以上（長時間睡眠群）寝ている子どもたちでした。

さらに、1年間の学業成績の変化を群ごとにまとめた結果が図5－8です。

この集計では、平成26年と平成27年の調査で、睡眠時間の変化が見られなかった子どものみを対象として抽出しました。その上で、一年間を通して睡眠時間が6時間未満の群、6時間から8時間の群、8時間以上の群に分け、国語の偏差値（平均が50）の変化を集計しました。

結果として、それぞれの群の1年間の変化はわずかですが、6時間未満群では、偏差値が微減、6時間から8時間群ではほぼ停滞、8時間以上群は微増していることが分かります。

これらのことから、**睡眠時間が長い子は短い子や平均的な睡眠時間の子に比べて、成績が良く、また成績が伸びやすい**ことが考えられます。

ここで、睡眠時間が長い子は、8時間以上寝ていると答えた子どもたちですから、この子どもたちは、現在の日本の子どもの平均的な睡眠時間よりも長く寝ていることになります。したがって、他の子どもたちよりも長く寝るからといって、学業面に対して悪いことがあるということは全くないといえます。

もちろん、単純に長く寝れば良いというものではありません。

例えば、睡眠時間を長くとればいいからという理由で、夕方学校から帰ってから仮眠を

図 5-7　平日の睡眠時間別に見た各教科の偏差値

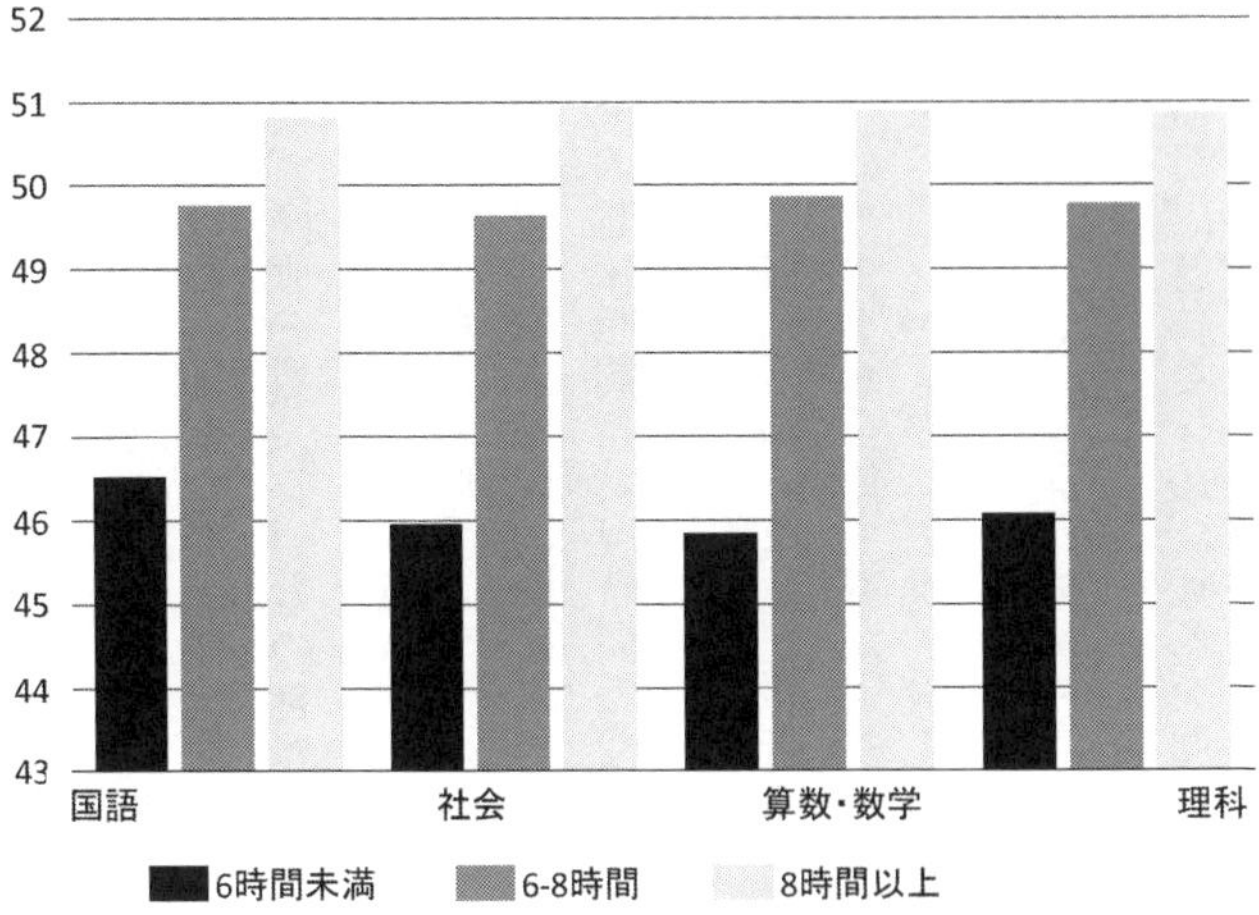

図 5-8　睡眠時間ごとの国語の偏差値の変化

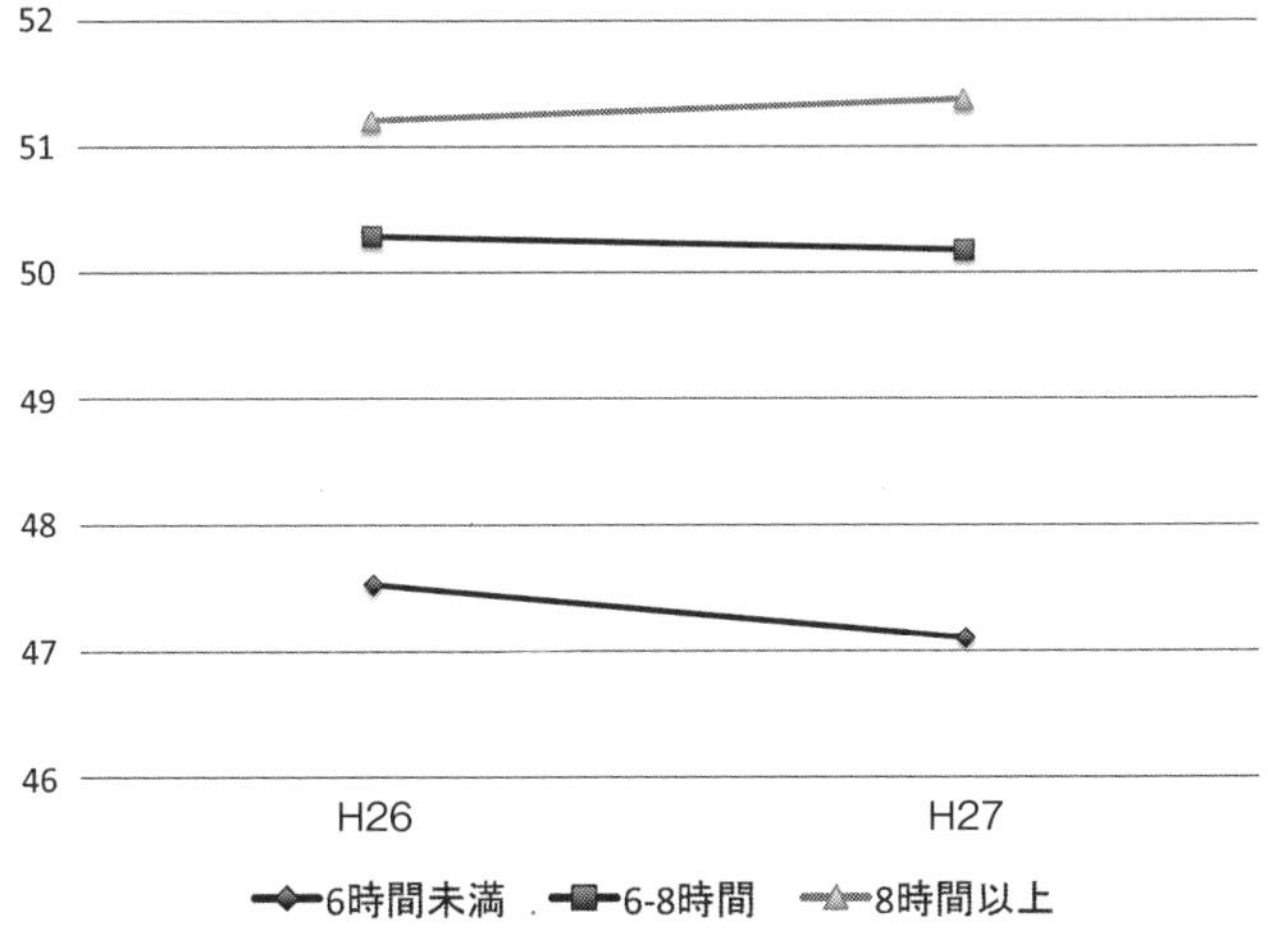

とり、深夜に勉強するという中高生がいますが、このような睡眠習慣をとることで、起床時間が遅くなり、学校の遅刻や欠席が増えるといった問題や、夕方に仮眠をとる頻度が高い子どもほど、日中の眠気やイライラが強いことが指摘されています。

また、睡眠の質（寝つきの良さ、眠りの深さ、目覚めの気分）も重要です。「睡眠の質が良い（現状の睡眠に満足している）群は、睡眠の質が悪い（現状の睡眠に不満のある）群に比べて成績が良いことが分かっています。

睡眠が規則的か不規則かによっても違います。

普段の起床時間と就寝時間の変動幅が1時間未満の「規則性が高い睡眠群」は、変動幅が1時間から2時間の中間群や3時間以上の変動幅がある「不規則な睡眠群」よりもすべての教科の成績が高いことが報告されています。

科学的データから見ても、よく寝る子のほうが成績が良く、毎日決まった時間に寝起きする規則正しい睡眠習慣が学力向上につながるといえるのです。

◉睡眠時間が長いほど「海馬」は育つ

睡眠は、身体を休め、疲れを回復するだけではありません。

睡眠中に、脳から成長ホルモンが分泌されることはよく知られていますが、成長ホルモンについては後述するとして、他にもメラトニンといったホルモンの分泌にも深く関わっています。

まず、別名「睡眠ホルモン」とも呼ばれるメラトニンは、血中濃度が昼間に低く、夜間に高くなる傾向があります。この決まった昼夜サイクルが脳にある体内時計や生体リズムを調節することで、自然な眠りへと導く作用を持っています。

メラトニンは光に敏感なホルモンで、強い光を浴びると分泌が抑制され、覚醒スイッチがオン状態になります。そして暗くなってくるとメラトニンの分泌量が増え、脈拍数が減って、体温が低下し、血圧が低くなります。これにより我々は眠気を感じ、睡眠が誘導される仕組みになっています。

ところが、夜更かしをして夜に強い光を浴び続けると、メラトニンの分泌が狂ってしまいます。メラトニンが分泌されないと眠くならないため、寝付きが悪くなったり睡眠が浅くなりがちです。だから、「なかなか眠れない」「寝起きが悪い」といったことが起こるのです。

夜型の不規則な生活で、睡眠の質の低下ばかりか、ホルモン全体の分泌スケジュールに狂いが生じ、日中の活動にも影響が出てしまうことは想像に難くありません。

もう一つ、睡眠と密接な関係がある「成長ホルモン」は、深い眠りに入っているとき（ノンレム睡眠時）に2時間から3時間の間隔で分泌されるため、成長ホルモンの分泌には質の良い、長時間睡眠を確保することが必要不可欠です。

この章の冒頭でも少しお話ししましたが、成長ホルモンは、身体だけでなく脳の成長期にある子どもにとって大切なものです。インスリン様成長因子－1（IGF-1）を介して骨や筋肉の成長、神経細胞の増殖に関わっていて、脳や脊椎といった中枢神経系の健全な発達をも促すことが分かっています。

この「睡眠時間と子どもの脳形態」の問題についても、私たち東北大学の研究グループ（Takiら）[*8]が調査検討しています。

図5－9は、平日の睡眠時間の長さに関係する脳領域（中央に2つある明るい部分）を示しています。

睡眠時間の長さと、両側の海馬という部位の灰白質（神経細胞の集まり）量の多さが関係していることが分かるでしょう。さらに、注目すべき点は、グラフの形が山なりではな

図 5-9　平日の睡眠時間の量と相関する脳領域（海馬）

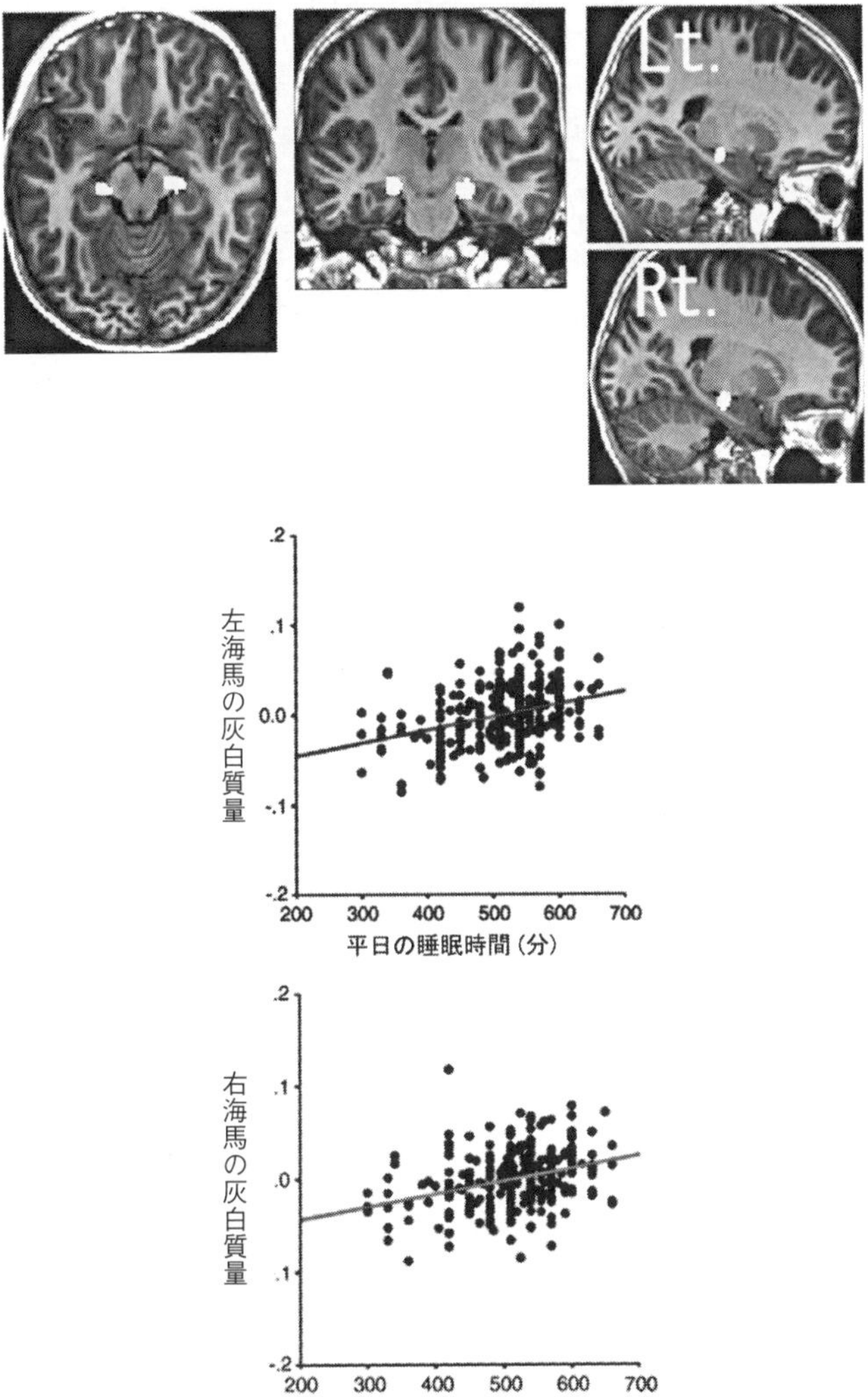

く、右肩上がりであることです。

これは前節の調査でも明らかなように、寝すぎが悪影響を与えることはなく、**睡眠時間は長ければ長いほど「海馬」の灰白質量は多くなる**ことを裏付けていると考えられます。

動物実験や、睡眠障害を対象とした研究では、

①睡眠時間の減少により、海馬の神経新生が減ってしまう

②睡眠障害者は睡眠障害のない人と比べて海馬の灰白質量が少ない

などが明らかにされているため、睡眠時間が脳の健全な発達に大きな影響を与えていることが分かります。

前述のように、海馬は主に、学習や記憶に関わる重要な領域であり、この領域が睡眠に影響を受けることで学力や成績に変化が生じる一つの要因となっていると考えられます。

◉「一夜漬けは逆効果」が脳科学的に正しいワケ

テスト前日に「一夜漬け」で勉強をする中高生も多いでしょう。しかしながら、一夜漬けで勉強したことをテスト中に生かせるかと言えば、結果は絶望的です。記憶がかえって混乱してしまって結局、一夜漬けの意味がなかったということもあるでしょう。

これは、睡眠が学習に果たす役割から明らかにされています。睡眠中でも脳は活動しています。そして、この**睡眠中に、学習した内容を長期的に記憶に定着させるように働く**ことが分かっています。そしてこの記憶の定着に重要なのが、まさに海馬なのです。覚えたことは睡眠中に海馬によって定着させられていくため、一夜漬けで睡眠時間を削って覚えるということがいかに非効率的かが分かると思います。

また、記憶の定着に重要なこととして、リハーサルも挙げられます。例えば、電話番号を覚えようとするとき、我々は自然と何度も番号を繰り返します。この繰り返すという作業をリハーサルと言い、リハーサルすることによって記憶を長期的に貯蔵することができるようになります。

一夜漬けの場合、詰め込むことばかりで繰り返し覚える時間がないことがほとんどです。したがって、**一夜漬けをしても、覚えた気になるだけで、リハーサルを経ていない記憶は、片端から忘れられていきます。**1回で覚えるのではなく、何度も繰り返し覚えることで記憶は真に定着していきます。このためには、当たり前ですが日常的に勉強をしていくことが重要です。

これらのことを考えると、一度にたくさんの情報を、そして、長時間勉強した割には脳に定着せず、すぐに忘れてしまう理由が分かるでしょう。

現在、私たちを取り巻く環境は、夜型化が進んでいます。24時間営業しているスーパーやコンビニが増えましたし、テレビ番組も深夜まで放送しており、大人の生活も夜型化してきています。大人の夜型化に伴い、子どもの生活も夜型化が進んでいると考えられ、平均睡眠時間が減少していることがその根拠として挙げられます。

就寝時刻が遅くなっても、学校の始業時間が変わらないため、子どもの睡眠時間は短くなる一方です。

これまで見てきたように、睡眠時間の短縮が脳の形に作用し、学力や成績の低下を招くことが最新の研究や仙台市の調査結果により示されているため、睡眠時間をしっかりと確保することが、現代の子どもにとっては喫緊《きっきん》の問題といえるでしょう。

子どもの睡眠時間を確保するためには、保護者が積極的に早寝早起きの生活リズムを整えることを働きかけること、また、眠気を引き起こすメラトニンは、強い光や運動により分泌が適切に調整されることが分かっているため、外で身体を動かす習慣をつけることなどが重要でしょう。

3　家族のコミュニケーション習慣と脳の発達の関係

◉お子さんの話、どれだけ聞いていますか？

子どもの学力に関係する生活環境のうち、最後に取り上げるのは、家族内でのコミュニケーションです。

現代の日本における家庭の機能は、残念ながら非常に危機的な状況にあるといえます。家族とは、単に生活環境を共にするということ以上に、異なる世代の人間が存在することで、次世代の人材を生み、育てるという重要な機能があります。家庭における教育とは、子どもが、学校や社会などより大きな社会集団に適応する上で必要な生活習慣やマナーなどを、親が子どもに愛情を持ってしつけていくことが求められます。

ところが、内閣府が全国の15歳から80歳の男女５０００人を対象として行った「国民生活選好度調査」（２００７年）を見ると、現在の家庭にこのような教育的機能が低下していることが如実に表れています。

「昔と比べて親は自分の子どもに対して社会的規範やしつけがきちんとできていますか」という質問に対して、「どちらかと言えばできていない」、「全くできていない」と回答した割合は約53％で、半数以上の家庭が、子どものしつけができていないと感じていることが明らかになりました。

また、「どちらかと言えばできていない」、「できていない」と回答した人に対して、その理由を聞いたところ、「親自身が基本的な生活習慣が身についてない」、「親の責任感や心構えが弱い」といった親自身のことを理由として挙げた割合が約6割という結果となりました。

さらに、回答者の約3割は、「祖父母世代から父母世代へ知恵の伝承がされてない」、「家族が一緒に過ごす時間が少ない」、「親の仕事が忙しすぎる」といった、世代間の問題や、家族の時間の確保を問題として考えていることが明らかとなりました。

では、このような家庭における教育力の低下の背景には何があるのでしょうか。

先の国民生活選好度調査では、「家族間の会話の充足度の低下」、「家族間のつながりと精神的な安らぎとの関係」、「家族のコミュニケーションと知的好奇心との関係」が問題として挙げられています。この3つの問題に関して、少々長くなりますが、調査結果の興味深いデータだけをかいつまんで紹介しましょう。

①家族間の会話の充足度の低下

まず、「親子の間に対話があり、互いに相手を信頼しているかどうか」という項目について、「重要である度合い」と「充足している度合い」をそれぞれ5段階で尋ねています（極めて重要／十分満たされている：5点～全く重要でない／ほとんど満たされていない：1点）。

結果として、重要度は1978年の調査から2005年の間で、平均値で4点を下回ることはなく、多くの人が、家族間の対話や信頼関係を非常に重要視していました。

高い重要度の一方で、充足度は、1984年の3・69をピークにその後、低下が続き、2005年では3・52という最も低い水準となっており、充足度と重要度には大きな乖離《かいり》があることが示唆されます。

これらのことから、現代の家庭では、対話や信頼関係に対する欲求は非常に強い一方で、実際には家族間の対話が足りておらず、家族間の信頼関係も築かれにくい状況に陥ってしまっていると考えられます。

②家族間のつながりと精神的な安らぎとの関係

家族との会話の頻度ごとに「日頃の生活の中で、どの程度、精神的な安らぎを感じていますか」という質問に対する回答を集計した結果、家族との会話が十分に取れていると回答した人の約80%が精神的な安らぎを感じていると答えた一方で、**会話の頻度が少なくなるほど、安らぎを感じる割合が低下していくことが明らかになっています。**

特に、家族との会話がほとんど取れていないと回答した人では、安らぎを感じる人の割合は約43%にとどまり、反対にほとんど安らぎを感じない人の割合が約18%と最も高い値を示しています。したがって、**家族間の会話の充足度の低下が進むにつれ、精神的に安らぎを感じることができなくなっていく**と考えることができます。

③家族のコミュニケーションと知的好奇心との関係

家庭内でのコミュニケーションの様相は、知的好奇心や学力と関係することも分かっています。

ベネッセコーポレーションが行った「子ども生活実態基本調査」では、親と学校の出来事や成績、将来の進路や友達のこと、社会の出来事やニュースについて会話する程度と、学習の取り組みの関係を検討しています。

その結果、**親と会話が多い子どもは、分からないことがあると知りたいと思う、テストで間違えた問題をやり直す、親に言われなくても自分から勉強する**といった項目で、親との会話が少ない子と比べて肯定的な回答の割合が高いことが分かりました。

さらに、仙台市の調査結果では、図5－10のように、成績上位層グループの約半数が「家の人に話を聞いてもらっている」と答えた一方で、下位層グループでは、4割程度に落ち込み、「話を聞いてもらっていない」と答えた割合が上位層グループよりも多くなっていることが分かります。

家族間コミュニケーションと自己肯定感の変化の関係を検討した結果が図5－11です。

このグラフによると、自己肯定感が上昇した群（グラフの右側）では、「家の人にしっかりと話を聞いてもらっている」という項目に対して、1年間で、回答がより肯定的に変化しています。一方で、自己肯定感が低下した群（グラフの左側）では、より否定的に変化していることが分かります。

ここで重要なことは、このデータは、「家族とどれくらい話しているか」という会話の量を問題にしているのではないということです。

親は「子どもと会話をしている」と思っていても、子どもは「聞いてもらっていない」と感じているかもしれません。

要は、子どもが、親にしっかりと話を聞いてもらったと感じるか否かという会話の〝質〟が問題なのです。もちろん、これは状況や子どもによっても変わるでしょうが、ポイントは、「ただ子どもの話を聞けばいい」ではなく、「子どもが話を聞いてほしいときにしっかりと話を聞いてあげる」ということだといえるでしょう。

どんなにたくさん話したとしても、子どもが話したくないと思っているときでは、その効果はありません。

子どもが嬉しいと感じたときや困っているとき、不安に思っているときなど、「この話を聞いてもらいたい、話したい」と思っているときを敏感に捉えて「どうしたの？」、「何かあった？」と話しかけていくことが重要でしょう。

●親子で過ごす時間が長いほど、言語能力と脳神経機能が発達

親子でのコミュニケーションは、子どもの脳の発達にどのような影響を与えているので

図 5-10　成績グループごとの家の人とのコミュニケーションの様相

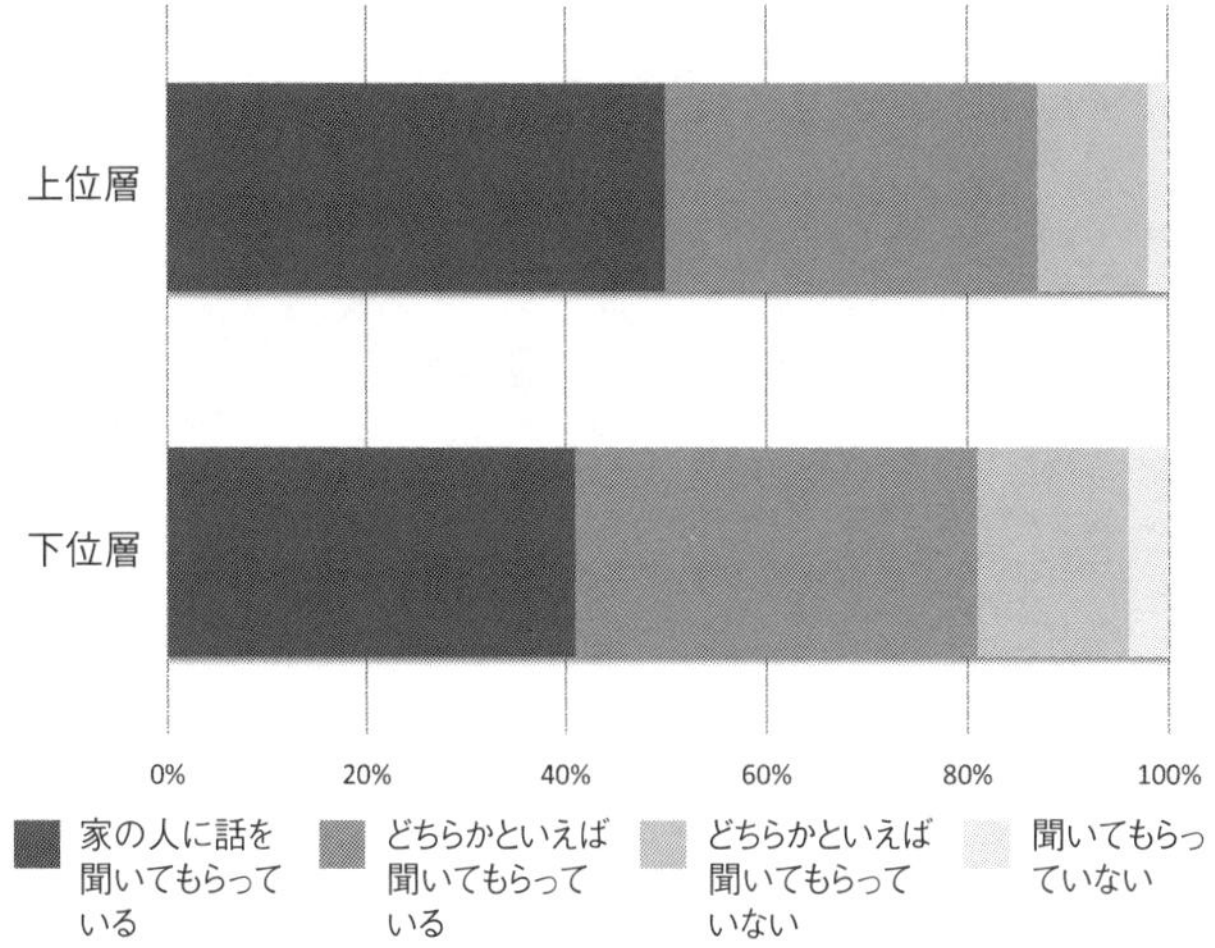

図 5-11　自己肯定感の変化と家族とのコミュニケーションとの関係

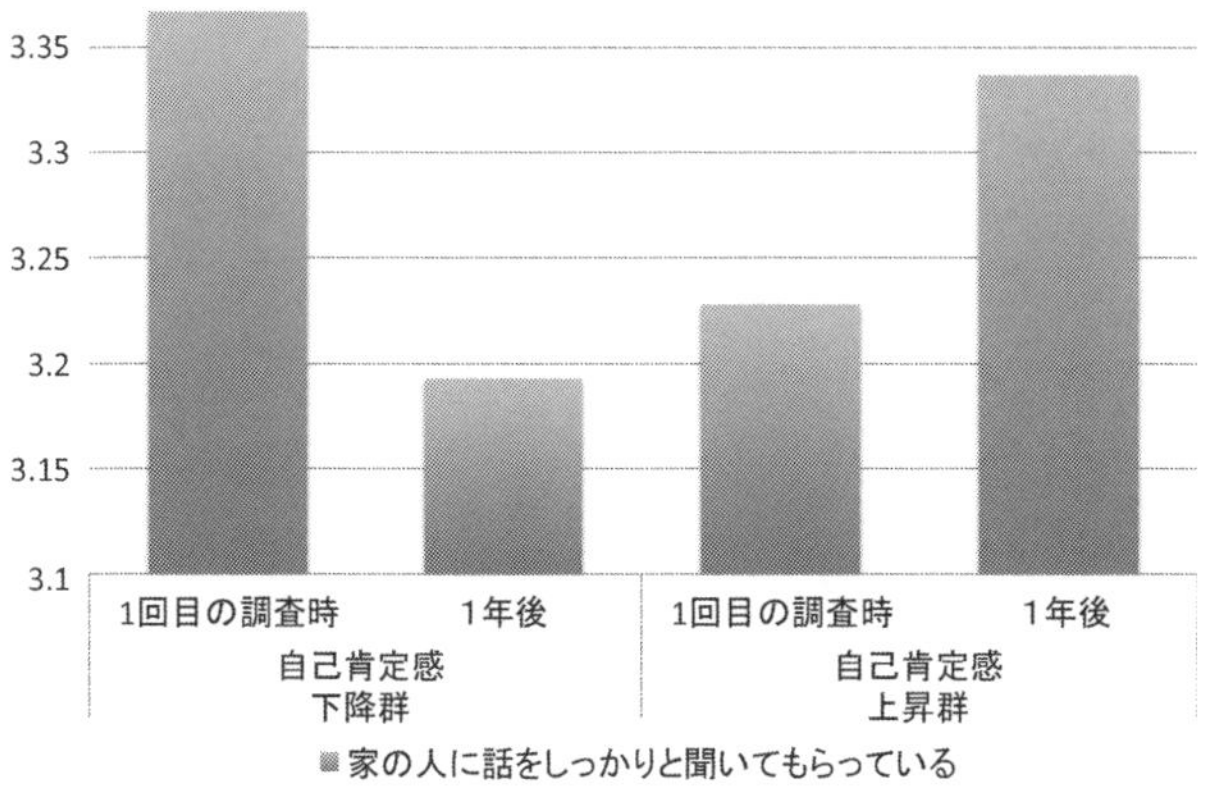

しょうか。

これまでの心理学的な研究では、親子のコミュニケーションによる影響として、子どもの言語や情緒的な発達を促したり、認知機能を向上させることが明らかにされてきました。

一方で、親子のコミュニケーションが十分に取れていない場合、特に虐待を受けた子どもたちは、言語発達が遅れや、他の人とうまくコミュニケーションが取れない、落ち着きがないといった発達障害様の症状を示すことがあることも分かってきています。

このように、親子のコミュニケーションが子どもの発達に与える影響は非常に強いといえますが、子どもの脳の発達面ではどうでしょうか。

そこで、親子で過ごす時間の長さや、親子関係の良好さと脳形態の関係について、私たち東北大学の研究グループ（Takeuchiら）[*9]が調べた結果を紹介しましょう。

この研究では、平日と休日に親子が一緒に過ごす平均時間と言語理解指数という言語能力を反映すると考えられる指標、脳の灰白質濃度の関連を解析しています。

さらに、親子で一緒に過ごす時間の長さが約3年後の言語理解指数や灰白質濃度の変化を予測できるかを解析し、図5－12のような結果が得られました。

図の上（a、b、c）は、親子で過ごす時間と関係する脳領域を示しており、下の図（d、

図5-12　親子で過ごす平均時間に関係する脳領域

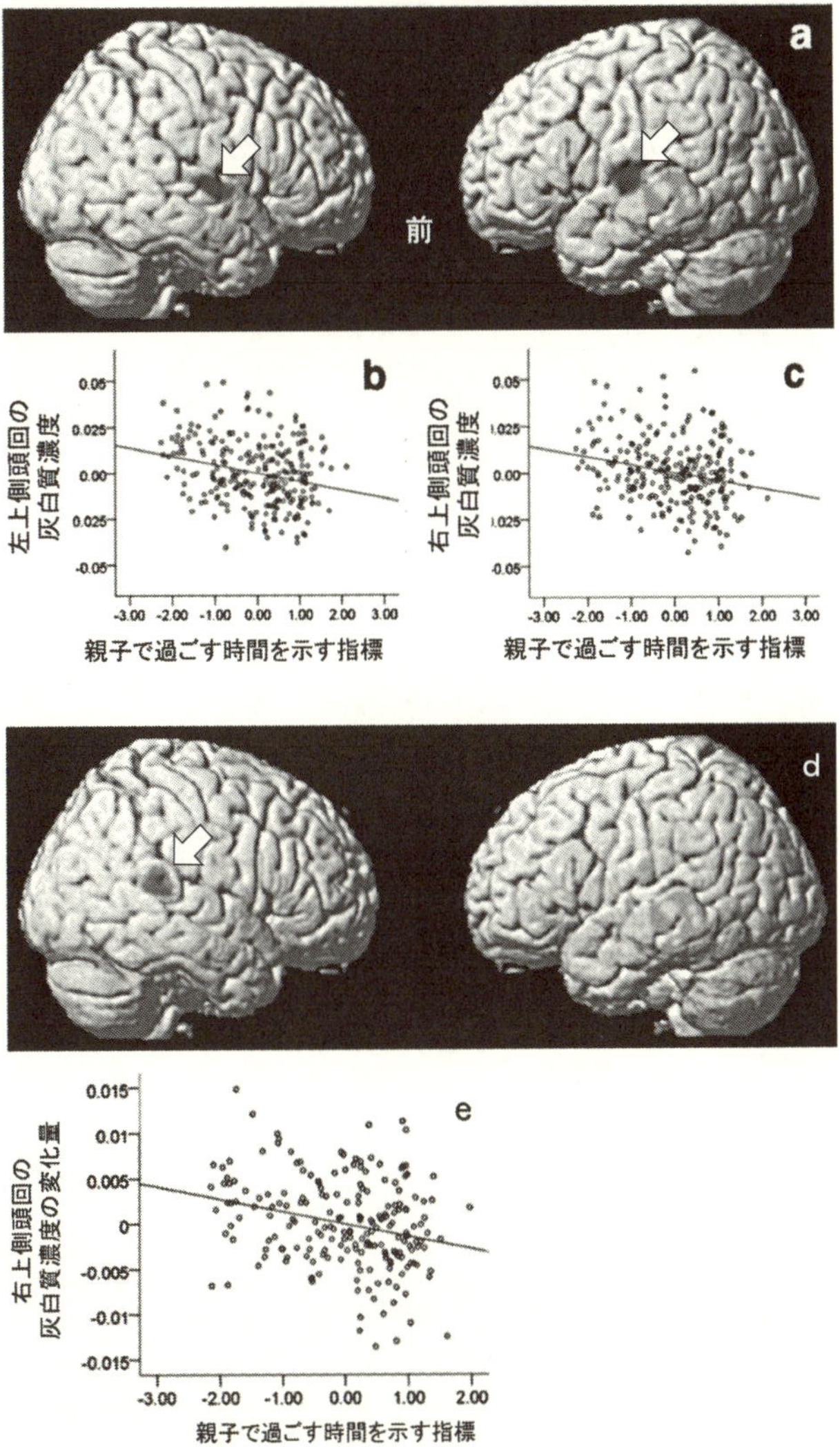

e）は約3年後の変化量と関係する領域です。

グラフは、色がついた領域の灰白質の濃度と親子で過ごす時間の指標との関係を表しています。

この図から、親子で過ごす時間が増えるほど上側頭回という部分の濃度が低下すること、また、親子で過ごす時間が長いほど、3年後に同様の領域の灰白質の濃度が低下することが分かります。

灰白質の濃度が低下すると聞くと、何か悪い影響があるように思えますが、そうではなく、これらの領域の濃度の低さは高い言語能力と関係しています。

つまり、**親子で過ごす時間が多い子どもほど、言語能力が高い**ことが明らかになったのです。

さらに、親子で過ごす中で何をするのかという親子での時間の使い方と脳形態との関係について調べると、親子で様々な内容の会話をより多く持っているということが、言語能力や脳形態の変化に関連していることも分かりました。

これら最新の脳科学の知見から、子どもと長時間一緒に過ごすこと、特にいろいろな会話をする親子ほど、子どもの言語能力と、それに関係する脳領域の発達を促すことが示されたのです。

この節の冒頭で、現代の家庭における大きな問題として、生活習慣やしつけなど家庭で行うべき教育機能の低下を紹介しましたが、一つの要因として、家族内でのコミュニケーションの希薄化が関係しているのではないでしょうか。

また、教育的な機能低下による生活習慣の乱れは、これまで見てきた食生活や睡眠習慣の乱れに直結すると考えられるため、家庭の機能を取り戻すことが重要でしょう。

これについては、内閣府の調査結果が示す通り、「子どもの生活習慣が定着しない理由は、本来、生活習慣を正す立場である親側の生活習慣が乱れてしまっているから」ということが大きな問題でしょう。

親子で生活習慣を見直し、コミュニケーションを密にすることが、食生活、睡眠習慣などのこれまで見てきた子どもを取り巻く環境を整える上で必要であるといえます。

コミュニケーションを密にする一つの手立てとして、食卓での団らんが挙げられます。

家族が一緒に食事をとることによって、自ずと会話をする時間が増えます。

学校であったことや、地域のこと、社会のことなど様々な話題を一緒に話す貴重な機会になるでしょう。

そして食事を共にするメリットは、コミュニケーションの機会を確保するだけではありません。家庭教育の場ともなります。

一緒に食事をすることで、子どもは食べ方や食べる姿勢など、大人の食卓でのマナーを学ぶ機会になりますし、バランスのとれた食事をとる習慣をつけることにもつながります。

しかし、残念ながら、現代の子どもは、家族揃って食事をする機会が減ってしまっているようです。毎日一緒に食事をとる子どもの割合は、1976年では36・5%でしたが、2004年では25・9%に低下しています。実に4人に3人の子どもが貴重なコミュニケーションや教育の機会を奪われてしまっているのです。

まずは、みんなでご飯を美味しく食べることから家族のコミュニケーションの回復を始めてはいかがでしょうか。

第6章

習慣は、生まれつきの脳力に勝る!?

——脳科学研究最前線

「本を読む子」ほど脳内ネットワークは伸びる

主に子どもの学力に影響を与える要因として、メディアの使用や動機付け、自己肯定感、食事や睡眠、親子の会話などの生活習慣に焦点を当て、仙台市のアンケート調査や脳科学的な研究結果をご紹介してきました。

この章では、脳科学最前線として、これまで紹介しきれなかった様々な子どもに関する話題と脳の発達の関係について、最新の研究知見を紹介します。

まず、取り上げるのは、読書習慣と脳形態の関係です。

「子どもに読み聞かせをしましょう」「子どもを読書好きにしましょう」といわれます。

本を読む習慣で、豊富な知識とともに豊かな感性が育ち、子どもの精神面や知能発達に良い効果をもたらすことはよく知られていますが、脳科学的にはどんな効果があるのでしょうか。

読書を習慣にすると子どもの脳の発達を増進させることを、東北大学加齢医学研究所の研究グループ（Takeuchiら）[*10]が証明しました。

この研究では、5歳から18歳までの子どもたちを対象に「あなたは、漫画や絵本を除く読書の習慣はついていているほうだと思いますか」と質問し、「1全くついていない、2あまりついてないほう、3ややついているほう、4かなりついている」の4段階で読書習慣の強さを回答してもらいました。

同時に、MRI（磁気共鳴画像法）を使って脳を測定し、その3年後の脳形態の変化との関係を調べました。

研究グループは、**「読書習慣が強いほど、神経線維のネットワーク（神経回路網）が発達する**のではないか」という仮説を立て、白質（脳全体に情報を送る神経線維が集まっている脳の比較的中心部に近い部分）にある神経線維がどの程度揃って走行しているかを示す指標（拡散異方性：Fractional Anisotropy, FA）に注目しました。

後で詳しく説明しますが、大ざっぱにいえば、脳内でどの程度効率的に情報伝達をできるかは、神経線維の揃い具合で測ることができるからです。

その結果、図6－1（アミ部分）に示すように、言語中枢をつなぐ神経線維（a弓状束）や後頭葉と側頭葉（b下縦束）、後頭葉と前頭葉（c後頭－前頭束）をつなぐ主要な神経線維が揃って走行している度合いと読書習慣の強さに関係があることを発見したのです。

また、読書習慣の強さは、神経線維の揃い具合の発達（3年間でどの程度、揃い具合が変わったのか）や言語性知能の向上とも大きく関係していることが分かりました。

神経回路網が発達するというと、脳内の神経線維がたくさん増えているイメージを持つかもしれませんが、神経線維は多ければ多いほど良いというわけではありません。

発達の初期ではたくさんの神経ネットワークを作ることが重要ですが、思春期以降、脳の発達・成長にともなって過剰な神経線維の「刈り込み」と「髄鞘化《ずいしょうか》」が行われるのです。

神経線維は、脳の各所をつないでいますが、発達に伴《い》い、必要な連絡路は残し、必要ない連絡路を削っていくということが起こります。この要らない連絡路を削ることを「刈り込み」といい、情報を効率良く伝達することに関係するといわれています。そして、「刈り込み」が起こることで神経線維の走行が揃うと考えられます。

もう一つの「髄鞘化」とは、神経線維の伝達スピードに影響を与えるものです。

脳では、情報は電気的な信号として伝えられます。この信号が神経細胞から伸びる軸索という、いわば電線のような部分を伝わって電気的な活動が伝達されていきます。この電線の周りに髄鞘という脂質に富んだ物質が巻きつくことにより、電気的な信号がその物質を飛び越えて伝えられるようになるため、伝達スピードが向上します。

図6-1　読書習慣と関係する領域

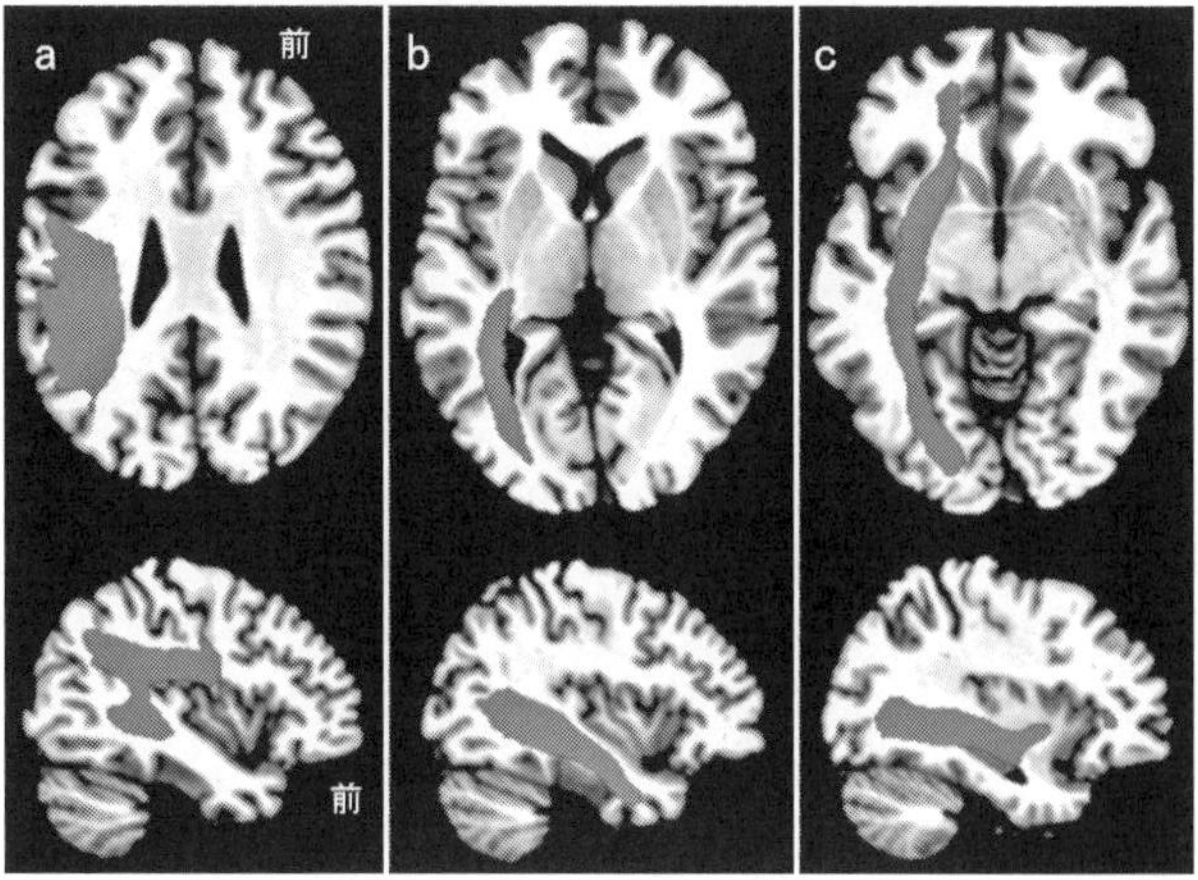

この髄鞘化は、発達とともに起こり、情報の効率的な伝達に関与します。また、髄鞘化の程度と走行の揃い具合を示す指標（FA）とが関係することが分かっています。

このような、刈り込みや髄鞘化は発達とともに起こりますが、それだけでなく、その神経をたくさん使うことで促すことができます。

したがって、**強い読書習慣を持つ子どもは、言語能力に関係する神経をたくさん使い、連絡が密になることから、言語能力に関係する領域の神経走行に変化が生じた**と考えられます。

なお、髄鞘化は大人でも生じるため、読書習慣で脳の形態が変わっていき、**いくつになっても脳を発達させる**ことにもつながると考えられます。

親子で本を読むのは、大人の脳の老化防止にもなる一石二鳥の方法といえるでしょう。

得意・不得意の脳

子どもの頃、得意な教科や苦手な教科があったと思います。国語はとても得意だけれども数学になるとお手上げであったり、逆に計算は得意でも、物語の作者や著者の気持ちを考えることや、歴史の年号を覚えることは苦手といった方もいるのではないでしょうか。

小中学校の頃は、すべての教科を勉強することが必要とされましたが、高校に入り、学年が上がると、文系・理系でクラス分けがされ、授業もより文理に特化したカリキュラムになります。そして大学では、専門教育に入ると学部によって必修とされる学問は全く異なります。文系理系や進路を決めるとき、物理が苦手だから文系に行こう、歴史は嫌いだから理系にするといった話はよく耳にしました。

このように、個人の得意不得意は、進路やその後の就職など、その人の人生を左右することにもつながってきます。

私たち（Yokotaら）[*11]は、このような得意不得意が、脳ではどのように表れてくるのかについて研究しました。2015年に発表したばかりの最新成果をご報告しましょう。

得意不得意は脳の「認知機能」と深く関わり、これを測るための代表的な検査としてウェクスラー式知能検査（WISC）というIQを測るための検査を使って調べることができます。

WISCでは、その子どもの全体的な認知機能を反映する全検査IQ、言語能力を反映する言語性IQ、目で見る力や処理の速さに関係する動作性IQのほか、言葉の意味や理解に関係する〝言語理解〟、目で見る力に関係する〝知覚統合〟、耳から聞いた情報を記憶する力に関係する〝注意記憶〟、物事を素早く、正確に処理する能力に関係する〝処理速度〟という4つの指標（群指数）を得ることができます。

この研究では、これら4つの群指数のパターンを分析し、図6－2のような特徴的なパターンを示すグループを発見しました。

図6－2は、横軸が上記の4つの群指数、縦軸がその得点を表しています。

グラフから、得意不得意のパターンとして、グループ1は空間認知と処理速度が得意で、反対に言語理解や注意記憶などは苦手なパターンを示しています。

グループ2は、グループ1と逆のパターンで、言語理解や注意記憶が得意、知覚統合や

図 6-2　グループの特徴（平均 100）

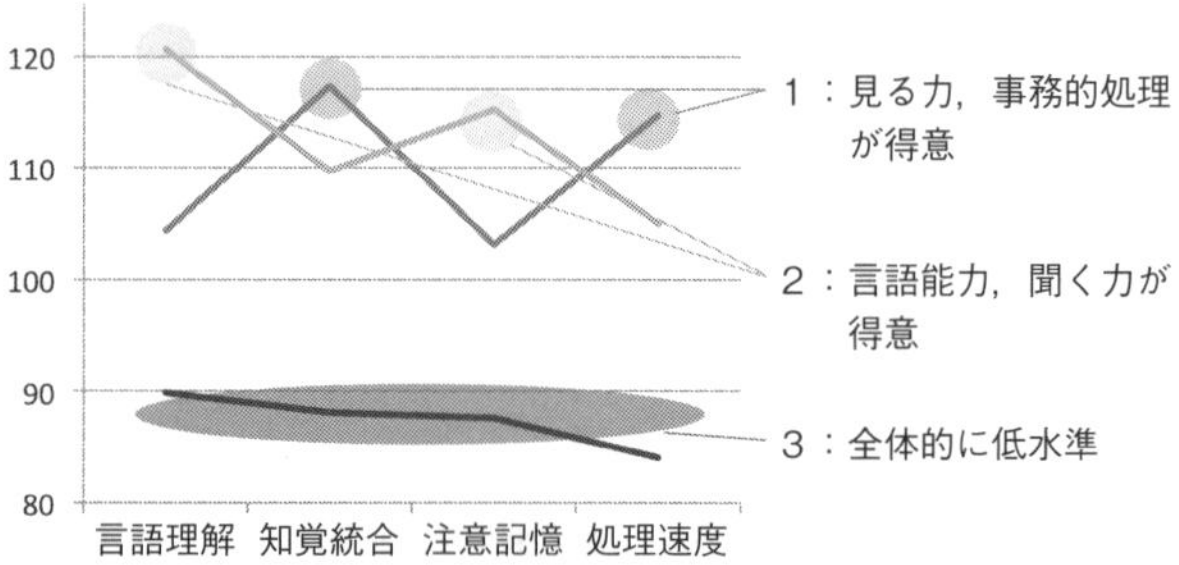

図 6-3　灰白質量に差が見られた部位（中側頭回）

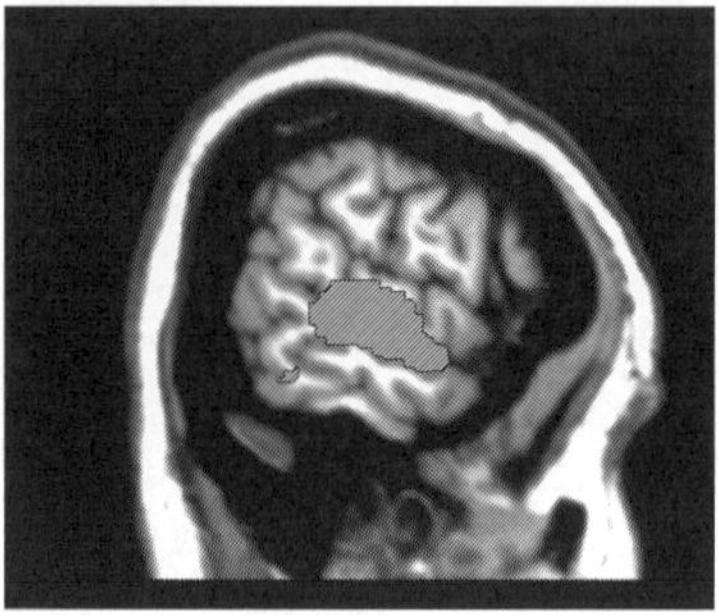

処理速度が苦手なグループです。最後のグループ3は全体的に低水準ですが、得意・不得意の間にあまり差がないバランスの取れたグループであることが分かります。

残念ながらこの研究で使用したウェクスラー式知能検査は、その得点から学業成績を正確に予測することにはあまり向きませんが、グループ1の子どもは、言葉の意味や理解が苦手であるため、どちらかと言えば理系、反対にグループ2の子どもは文系の認知スタイルを持っているかもしれません。

そして、このような**認知スタイルの違いによる脳形態の違いについては**、図6－3のように、**中側頭回という側頭葉の一部（斜線部）で灰白質量がグループ間で異なる**ことが分かりました。

中側頭回は、言葉の意味の処理や計算、記憶の保持との関係が示唆される領域です。このことから、発達期にある子どもたちの得意不得意については、認知検査の結果という目に見える形での違いだけではなく、脳の形態という面からも違いが表れていると考えることができます。

情報処理速度や記憶力は、持っている遺伝子によって変わる

最後にご紹介する研究は、遺伝子型による脳形態の違いについてです。

我々ヒトの体は約60兆個の細胞からできているといわれており、その細胞の核と呼ばれる構造の中に染色体が入っています。染色体は46本あり、そのうち44本は常染色体、２本が性染色体と呼ばれ、半分を母親から、半分を父親から受け継いでおり、一生涯変わるこ

とはありません。

ご存じのように、染色体を構成しているものがDNA（デオキシリボ核酸）で、2本の紐《ひも》が二重らせん構造になっています。

詳しい説明は省きますが、この紐の上にあるDNAの塩基配列（シトシン、アデニン、グアニン、チミンの4種類の塩基の並び順）が暗号化され「生物の設計図」といわれているという話は聞いたことがあるでしょう。

遺伝子は、ヒトであれば、ほぼ同じ並び順を守っていますが、小さな部分では、異なっており、様々な多型を示します。

この節で取り上げる多型は一塩基多型（Single Nucleotide Phenotype; SNP）というもので、一つの塩基が別の塩基に置き換わっている現象です。

専門的な話はこれぐらいにとどめておきますが、SNPについては「個人ごとの塩基配列の違い」「DNAレベルの個人差」ぐらいに覚えておいてください。

分かりやすい例は、アルコール分解酵素に関するSNPです。いくら飲んでも全く酔わない人もいれば、少し舐めただけで顔を真っ赤にしてしまう人もいます。このようなお酒の強さに関わっているのが、アルコール分解酵素を作る遺伝子に関わるSNPです。

ＳＮＰのタイプを調べると、欧米人はほぼ全員がお酒に強いタイプである一方で、日本人の場合には約半数しかおらず、約38％がお酒に弱く、４％が全くお酒が飲めないタイプであることが分かっています。

たった一つの塩基が置き換わることで合成されるタンパク質が異なり、結果としてお酒の強さという体質にまで影響を与えているのです。

私たち（Hashimotoら[*12]）は、認知症予防に関する研究で近年注目されている「脳由来神経栄養因子（Brain Derived Neurotropic Factor; BDNF）」に関わるＳＮＰに焦点を当てて調べました。

ＢＤＮＦについては、「脳の中のＢＤＮＦを増やせば認知症を防げる」と最近話題ですが、神経細胞に栄養を与えるためのタンパク質で、脳細胞の成長や維持を助け、発達期において重要な役割を果たすと考えられています。この**ＢＤＮＦ量の減少と認知機能の低下や精神疾患（うつ病、摂食障害）などが関わっている**と指摘されています。

そして、このＢＤＮＦに関係する遺伝子の、ある部分で塩基が置き換わり、結果として合成されるタンパク質に含まれる多数のアミノ酸のうち66番目のバリンがメチオニンに置き換わる一塩基多型では、ＢＤＮＦの量が低下するということが分かっています。

この研究では、ＢＤＮＦの一塩基多型のグループごと（2本の遺伝子のうち両方ともバリン：Val/Val、片方がメチオニン：Val/Met、両方ともメチオニン：Met/Met）に脳の形態や認知機能の違いについて、調査検討しました。

その結果、図６－４のように、認知機能の差を見ると、Met/Metグループが初回と2回目（3年後）の両方で、事務的な処理を素早く正確に行う力を反映する処理速度が最も高いことが分かりました。

脳形態（3年間の脳の体積量の変化）を見ると、図６－５のように、Val/Metのグループが低年齢層では脳の側頭－頭頂接合部（斜線部）の成長量が最も大きいことが分かりました。

従来、遺伝子型がMet/Metの場合、ＢＤＮＦの量が低下するという否定的な結果が示されていましたが、特に発達期の子どもの場合、むしろ認知機能の一部や脳の形態に好ましい影響があることが示唆されたのです。

ただし、この研究では、ＢＤＮＦが実際にどの程度生成されているのかというデータがないため、実際にVal/MetやMet/MetのグループでＢＤＮＦ量が低下していたかどうかは分かりません。また、成人では、ＢＤＮＦの遺伝子多型が統合失調症、自閉スペクトラム

図 6-4　初回と３年後における、遺伝子型による認知機能の差

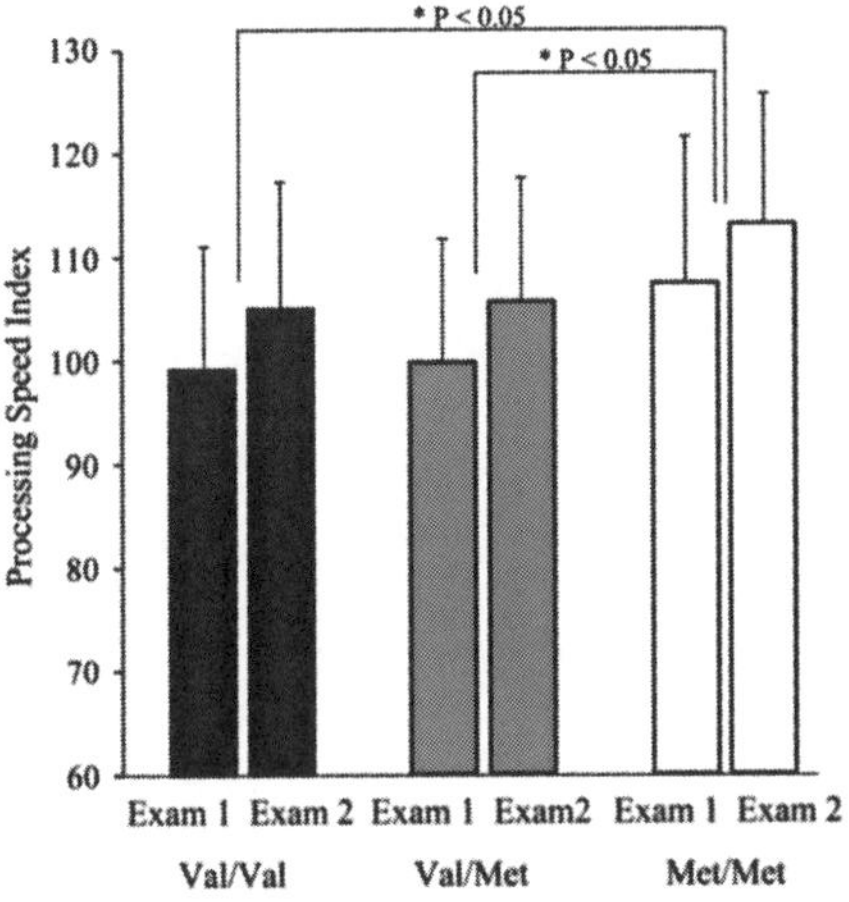

図 6-5　３年間の脳体積の変化量の遺伝子型による差異

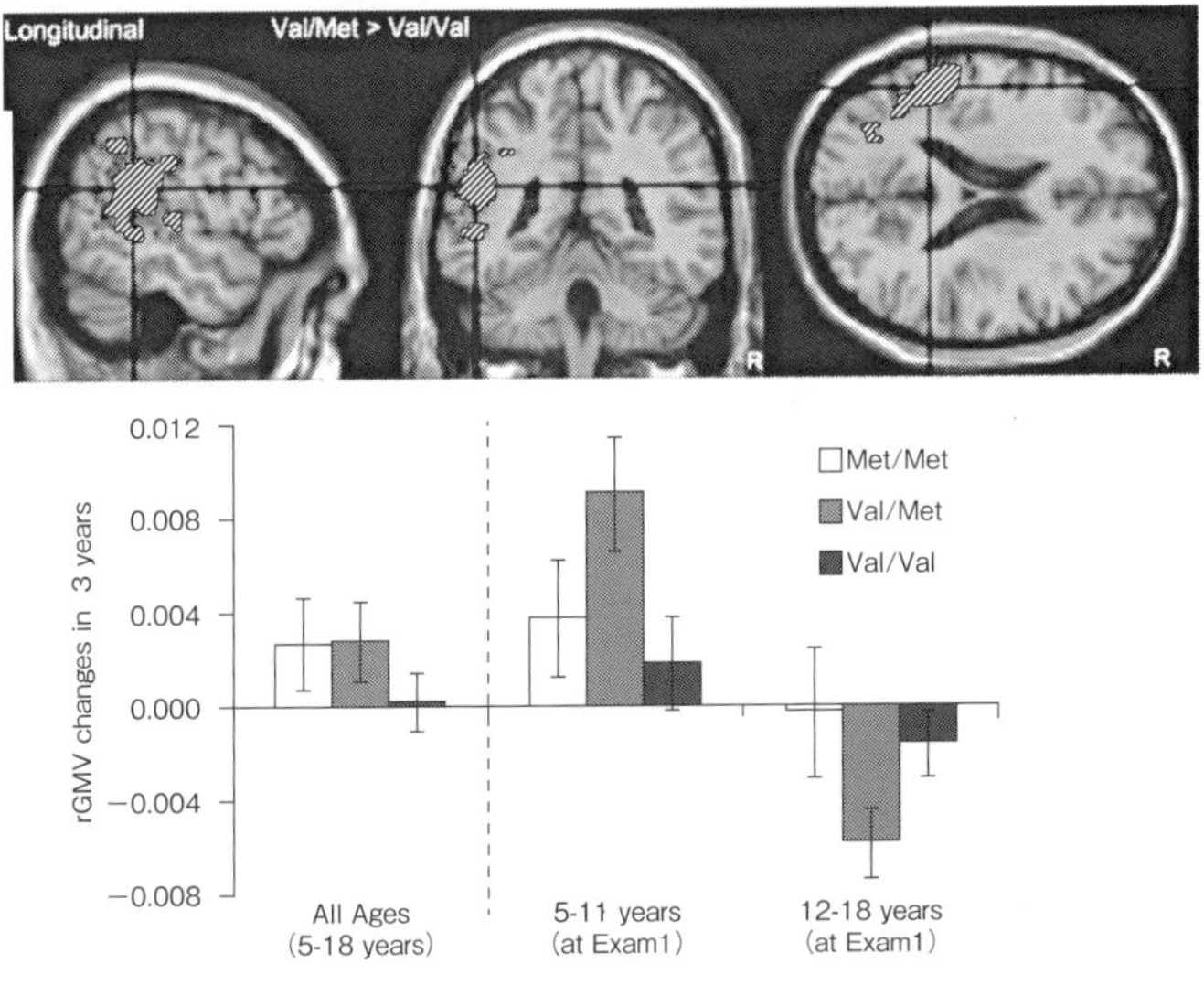

症、摂食障害やアルツハイマー病など様々な疾患と関係しているという報告があるため、注意が必要かもしれません。

また、たとえ自分やお子さんがＢＤＮＦの量が低下する遺伝子型だったとしても、悲観する必要はありません。

「**ＢＤＮＦは運動や食事によって生成量が増える**」と指摘されています。ここでも、きちんとした生活習慣を心がけることが大切なのです。

ここでご紹介した研究は、そのほんの一部ですが、脳科学的手法や遺伝子解析技術の進歩により、我々を取り巻く生活習慣や環境が与える影響については明らかになりつつあります。

言うまでもなく脳は身体の一部で、身体の成長とともに脳も成長していきます。

「好き嫌いをすると大きくなれない」「早寝早起きをしないと大きくなれない」と言われますが、身体だけでなく、脳の発達にも大きく関わっています。

子どもたちの脳を健全に発達させるために、子ども自身の環境や生活習慣を見直すことが大切ですが、子どもだけに目を向けては解決できません。

前述したように、親の生活習慣の乱れが子どもの生活習慣の乱れにつながっています。親子が一緒になって生活習慣や環境の改善に取り組んでいく必要があるのではないでしょうか。

おわりに

スマートフォンほど我々の生活に密着して存在するものはありません。四六時中、それこそ寝る直前まで肌身離さず持っているという方もいらっしゃるでしょう。スマートフォンが我々の脳に与える影響については、研究が始まったばかりで、これから様々なデータが提出されてくると思われます。

本書で紹介した仙台市教育委員会のアンケート調査は今年度も実施されており、先日、そのプロジェクト会議で結果速報を目にしました。

今年度は、従来のアンケート項目に加え、「勉強中にスマートフォンで何をしているか」「日頃、スマートフォンを使うのはいつか」等、子どもたちのスマートフォンの使用法について、これまでより詳細に尋ねました。

その結果の一部として、「中学3年生の約3割が就寝前にスマートフォンを使っている」という結果が出ています。

これは注意しなければならない結果です。

本書では、いつスマートフォンを使うのかという点については言及しませんでしたが、就寝直前のスマートフォン使用は睡眠の質の悪化を招くことが分かっています。

この結果の分析はこれから行いますが、睡眠の質が低下することにより、生活習慣が乱れ、学校生活にも影響が出るでしょう。


本書で取り上げた内容は、スマートフォンやメディアとのつき合い方や、動機付けを高めること、早寝早起き、朝ご飯を食べること、といったもので、ともすれば「昔から言われることで、当たり前じゃないか」と思われる結論もあったかもしれません。

しかし、このような長期にわたった大規模なデータ（世界でも有数の規模の脳画像データベースを用いた解析や、数年の期間をおいた追跡調査を含む）を使って、科学的な検討を行った研究は他に類を見ないでしょう。

ごく当たり前と思っていた生活習慣が、身体だけでなく脳に深刻な影響を与え、たとえば、脳の灰白質（神経細胞の集まり）の容積が小さくなってしまう、というエビデンス（科学的根拠）を目の前に突きつけられると、ギクリとした方もいらっしゃったのではないでしょうか。

実は、私自身もその一人で、これまでは1日2食の生活でしたが、この本を執筆するにあたっていろいろと調べるうちに、「朝ご飯を食べなくては」、「バランスの良い食事を心がけねば」と、生活習慣に気を使うようになりました。本書を読んでいただいた皆さんも、ご自身やお子さんの生活習慣を見直すきっかけになれば幸いです。

最後に、本書を執筆するにあたり、仙台市教育委員会学びの連携推進室の皆様、仙台市学習意欲プロジェクト委員の皆様、小野市教育委員会の藤原正伸氏をはじめとするたくさんの方々からご助力をいただきました。また、青春出版社の野島純子氏には、読者の目線に立った的確なアドバイスをいただきました。この場を借りてお礼申し上げます。

平成28年7月

東北大学加齢医学研究所　**横田晋務**

注釈

＊1 Takeuchi, H., Taki, Y., Hashizume, H., Asano, K., Asano, M., Sassa, Y., Yokota, S., Kotozaki, Y., Nouchi, R., Kawashima, R. (2016) Impact of videogame play on the brain's microstructural properties: cross-sectional and longitudinal analyses. Molecular psychiatry.

＊2 Takeuchi, H., Taki, Y., Hashizume, H., Asano, K., Asano, M., Sassa, Y., Yokota, S., Kotozaki, Y., Nouchi, R., Kawashima, R. (2013) The impact of television viewing on brain structures: cross-sectional and longitudinal analyses. Cerebral Cortex:bht315.

＊3 Taki, Y., Hashizume, H., Sassa, Y., Takeuchi, H., Asano, M., Asano, K., Kotozaki, Y., Nouchi, R., Wu, K., Fukuda, H. (2012) Correlation among body height, intelligence, and brain gray matter volume in healthy children. Neuroimage, 59:1023-1027.

＊4 Hashimoto, T., Takeuchi, H., Taki, Y., Yokota, S., Hashizume, H., Asano, K., Asano, M., Sassa, Y., Nouchi, R., Kawashima, R. (2015) Increased posterior hippocampal volumes in children with lower increase in body mass index: a 3-year longitudinal MRI study. Developmental neuroscience, 37:153-160.

＊5 Murphy, J.M., Pagano, M.E., Nachmani, J., Sperling, P., Kane, S., Kleinman, R.E. (1998) The relationship of school breakfast to psychosocial and academic functioning: cross-sectional and longitudinal observations in an inner-city school sample. Archives of Pediatrics & Adolescent Medicine, 152:899-907.

＊6 Taki, Y., Hashizume, H., Sassa, Y., Takeuchi, H., Asano, M., Asano, K., Kawashima, R. (2010) Breakfast staple types affect brain gray matter volume and cognitive function in healthy children. PLoS One, 5:e15213.

＊7 Akitsuki, Y., Nakagawa, S., Sugiura, M., Kawashima, R. (2011) Nutritional quality of breakfast affects cognitive function: an fMRI study. Neuroscience & Medicine, 2011.

＊8 Taki, Y., Hashizume, H., Thyreau, B., Sassa, Y., Takeuchi, H., Wu, K., Kotozaki, Y., Nouchi, R., Asano, M., Asano, K. (2012b) Sleep duration during weekdays affects hippocampal gray matter volume in healthy children. Neuroimage, 60:471-475.

＊9 Takeuchi, H., Taki, Y., Hashizume, H., Asano, K., Asano, M., Sassa, Y., Yokota, S., Kotozaki, Y., Nouchi, R., Kawashima, R. (2015) The Impact of Parent–Child Interaction on Brain Structures: Cross-sectional and Longitudinal Analyses. The Journal of Neuroscience, 35:2233-2245.

＊10 Takeuchi, H., Taki, Y., Hashizume, H., Asano, K., Asano, M., Sassa, Y., Yokota, S., Kotozaki, Y., Nouchi, R., Kawashima, R. (2016) Impact of reading habit on white matter structure: Cross-sectional and longitudinal analyses. NeuroImage.

＊11 Yokota, S., Takeuchi, H., Hashimoto, T., Hashizume, H., Asano, K., Asano, M., Sassa, Y., Taki, Y., Kawashima, R. (2015) Individual differences in cognitive performance and brain structure in typically developing children. Developmental Cognitive Neuroscience.

＊12 Hashimoto, T., Fukui, K., Takeuchi, H., Yokota, S., Kikuchi, Y., Tomita, H., Taki, Y., Kawashima, R. (2016) Effects of the BDNF Val66Met Polymorphism on Gray Matter Volume in Typically Developing Children and Adolescents. Cerebral Cortex

青春新書
INTELLIGENCE

こころ涌き立つ「知」の冒険

いまを生きる

“青春新書”は昭和三一年に——若い日に常にあなたの心の友として、その糧となり実になる多様な知恵が、生きる指標として勇気と力になり、すぐに役立つ——をモットーに創刊された。

そして昭和三八年、新しい時代の気運の中で、新書“プレイブックス”にその役目のバトンを渡した。「人生を自由自在に活動《プレイ》する」のキャッチコピーのもと——すべてのうっ積を吹きとばし、自由闊達な活動力を培養し、勇気と自信を生み出す最も楽しいシリーズ——となった。

いまや、私たちはバブル経済崩壊後の混沌とした価値観のただ中にいる。その価値観は常に未曾有の変貌を見せ、社会は少子高齢化し、地球規模の環境問題等は解決の兆しを見せない。私たちはあらゆる不安と懐疑に対峙している。

本シリーズ“青春新書インテリジェンス”はまさに、この時代の欲求によってプレイブックスから分化・刊行された。それは即ち、「心の中に自らの青春の輝きを失わない旺盛な知力、活力への欲求」に他ならない。応えるべきキャッチコピーは「こころ涌き立つ“知”の冒険」である。

予測のつかない時代にあって、一人ひとりの足元を照らし出すシリーズでありたいと願う。青春出版社は本年創業五〇周年を迎えた。これはひとえに長年に亘る多くの読者の熱いご支持の賜物である。社員一同深く感謝し、より一層世の中に希望と勇気の明るい光を放つ書籍を出版すべく、鋭意志すものである。

平成一七年

刊行者　小澤源太郎

著者・監修者紹介

川島隆太〈かわしま・りゅうた〉

東北大学加齢医学研究所教授。医学博士。1959年、千葉県生まれ。東北大学医学部卒。同大学大学院医学研究科修了。ニンテンドーDS「脳トレ」シリーズ監修。日本における脳機能イメージング研究の第一人者として著書多数。

横田晋務〈よこた・すすむ〉

東北大学加齢医学研究所助教。東北大学教育学部卒。同大学大学院教育学研究科修了。教育学博士。MRIを用いた小児の脳形態、脳機能、認知機能の発達に関して、発達心理学と脳科学とを融合し、子どもの認知機能の発達を明らかにする研究を行っている。

2時間《じかん》の学習効果《がくしゅうこうか》が消《き》える！
やってはいけない脳《のう》の習慣《しゅうかん》

青春新書
INTELLIGENCE

2016年8月15日　第1刷
2016年9月5日　第2刷

監修者　川《かわ》島《しま》隆《りゅう》太《た》

著　者　横《よこ》田《た》晋《すす》務《む》

発行者　小澤源太郎

責任編集　株式会社プライム涌光
電話　編集部　03(3203)2850

発行所　東京都新宿区若松町12番1号　〒162-0056　株式会社青春出版社
電話　営業部　03(3207)1916　振替番号　00190-7-98602

印刷・中央精版印刷　製本・ナショナル製本

ISBN978-4-413-04491-2